《脉经》是我国现存第一部流传于世的脉学经典著作，对后世脉学的发展产生了深远的影响。全书共10卷，98篇，成书于公元3世纪中叶。由西晋著名中医学家王叔和精选《内经》、《难经》以及张仲景、华佗等汉魏著名医家有关脉论精华，结合自己的临证体会以及当代临证经验编撰而成。该书集晋以前脉学之大成，对中医脉学理论进行全面梳理，发展并构建了中医脉学体系，其特点有：1首次确立脉象形状，归纳脉象为24种，使基本脉象的名称和定义统一、规范，为后世所遵从。2改进诊脉方法，确定三部脉法和脏腑分候定位，使独取寸口脉法在理论上与方法上趋于完善，推进了这种简便易行的诊脉方法的临床普遍使用。3论脉与脏腑疾病紧密结合，脉病证治统一，指导临床实践。4《脉经》将经络学说与脏腑学说有机的结合，丰富发展了针灸经络学理论。

本书是历代学习中医的必读之书，至今对中医脉诊、中医诊断学的发展仍有指导意义，对提高临床诊疗水平有启发作用，是中医临床各科医师以及中医院校师生的必读书。

本次整理以叶氏广勤堂影元刻本为底本，参照其他刻本以及《灵枢》、《素问》、《难经》、《伤寒论》、《金匮要略》等重新整理，书前撰有导读，便于读者学习。

中医临床必读丛书（典藏版）

晋·太医令王叔和　撰

郭君双　整理

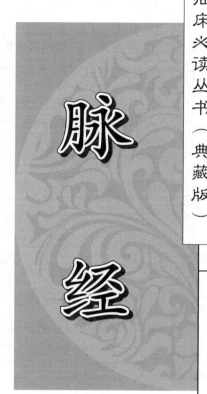

脉经

人民卫生出版社

图书在版编目(CIP)数据

脉经/(晋)王叔和撰;郭君双整理. —北京:人民
卫生出版社,2017
(中医临床必读丛书:典藏版)
ISBN 978-7-117-24908-9

Ⅰ.①脉… Ⅱ.①王…②郭… Ⅲ.①《脉经》
Ⅳ.①R241.11

中国版本图书馆 CIP 数据核字(2017)第 182457 号

人卫智网	www.ipmph.com	医学教育、学术、考试、健康, 购书智慧智能综合服务平台
人卫官网	www.pmph.com	人卫官方资讯发布平台

中医临床必读丛书(典藏版)

脉　　经

撰　　者:晋·太医令王叔和
整　　理:郭君双
出版发行:人民卫生出版社(中继线 010-59780011)
地　　址:北京市朝阳区潘家园南里 19 号
邮　　编:100021
E – mail:pmph @ pmph. com
购书热线:010-59787592　010-59787584　010-65264830
印　　刷:三河市宏达印刷有限公司
经　　销:新华书店
开　　本:889×1194　1/32　印张:8
字　　数:135 千字
版　　次:2017 年 9 月第 1 版　2024 年 12 月第 1 版第 4 次印刷
标准书号:ISBN 978-7-117-24908-9/R·24909
定　　价:33.00 元

打击盗版举报电话:010-59787491　E-mail:WQ @ pmph. com
(凡属印装质量问题请与本社市场营销中心联系退换)

出版者的话

清代陆九芝曾云："读书而不临证，不可以为医；临证而不读书，亦不可以为医。"读经典是中医治学之根柢，也是医学必由之径。

人民卫生出版社中医古籍出版工作，自20世纪50年代至今，六十余载风雨岐黄路，在全国中医药专家的关注与支持下，一直砥砺前行。先后出版了影印本、校点本、校注本、校释本等多种古籍著作，其中获国家科技奖、国家图书奖等多种奖项。历经几代人的积淀，取得了丰硕成果。

《中医临床必读丛书》是为了适应国家中医药管理局"优秀中医临床人才研修项目"而组织全国著名中医专家学者整理出版的，所选之105种古籍，多为历代医家推崇，向为医家视为"医门之柱石"，尊为"必读"经典著作，在中医学发展的历史长河中，占有重要的学术地位，自2005年相继出版以来，颇受中医界广泛关注和好评，先后多次重印发行。

脉

经

为便于读者研习和收藏,根据读者的迫切要求和中医专家学者的建议,我们在已出版的 105 种中医经典著作中,优中选优,精选出 30 种最受读者欢迎的古籍,编为《中医临床必读丛书(典藏版)》。

其装帧形式在保持上版风格的基础上,以精装版面世,在版式上也为了方便读者而重新设计。

《中医临床必读丛书(典藏版)》的整理工作遵循以下原则:①本次选出的古籍为临床上最为常用、最有收藏价值者;②力求原文准确,每种医籍均以中医文献专家遴选的珍本善本为底本,严加校勘,反复审核,确保原文精准无误;③原则上只收原文,不作校记和注释,旨在使读者在研习之中渐得旨趣,体悟真谛;④每种古籍撰有导读,介绍该书的作者生平、成书背景、学术特点,对临床的指导意义以及学习方法和临证运用方法等内容,提要钩玄,以启迪读者;⑤原文中俗体字、异体字、避讳字予以径改,不作校注。

另书后附有病证名索引、药名索引、方剂索引,便于读者学习和查阅。

期待本套丛书的出版,能真正起到读古籍、筑根基、做临床、提疗效的作用,有助于中医临床人才的培养和成长,以推动我国中医药事业的发展与创新。

《中医临床必读丛书(典藏版)》第一辑

黄帝内经素问
灵枢经
伤寒论
金匮要略
温病条辨
温热经纬
素问病机气宜保命集
兰室秘藏
脉经
医学心悟
血证论
医贯
儒门事亲
丹溪心法
景岳全书(上)
景岳全书(下)
医宗金鉴(上)
医宗金鉴(中)
医宗金鉴(下)
本草备要
太平惠民和剂局方
针灸大成
针灸甲乙经
傅青主女科
小儿药证直诀
重订医学衷中参西录(上)
重订医学衷中参西录(下)
临证指南医案
名医类案
遵生八笺

人民卫生出版社

2017 年 5 月

序

　　中医药学是具有中国特色的生命科学，是科学与人文融合得比较好的学科，在人才培养方面，只要遵循中医药学自身发展的规律，只要把中医理论知识的深厚积淀与临床经验的活用有机的结合起来，就能培养出优秀的中医临床人才。

　　近百余年西学东渐，再加上当今市场经济价值取向的作用，使得一些中医师诊治疾病，常以西药打头阵，中药作陪衬，不论病情是否需要，一概是中药加西药。更有甚者不切脉、不辨证，凡遇炎症均以解毒消炎处理，如此失去了中医理论对诊疗实践的指导，则不可能培养出合格的中医临床人才。对此，中医学界许多有识之士颇感忧虑而痛心疾首。中医中药人才的培养，从国家社会的需求出发，应该在多种模式多个层面展开。当务之急是创造良好的育人环境。要倡导求真求异，学术民主的学风。国家中医药管理局设立了培育名医的研修项目，首先是参师襄诊，拜名师制订好读书计划，因人因材施教，务求实效。论其共性则需重视"悟性"的提高，医理与易理相通,重视易经相关理论的学习;还有文献学、逻辑学,生命科学原理与生物信息学等知识的学习运用。"悟性"主要体现在联系临床,提高思想思考思辨的能力,破解疑难病例获取疗效。再者是熟读一本临证案头书,研修项目精选的书目可以任选,作为读经典医籍研修晋阶保底的基本功。第二是诊疗环境,我建议城市与乡村、医院与诊所、病房与门诊可以兼顾,总以多临证多研讨为主。若参师三五位以上,年诊千例以上,必有上乘学问。第三是求真务实,"读经典做临床"关键在"做"字上苦下功夫,敢于置疑而后验证、诠释进而创新,诠证创新自然寓于继承之中。

中医治学当溯本求源,古为今用,继承是基础,创新是归宿,认真继承中医经典理论与临床诊疗经验,做到中医不能丢,进而才是中医现代化的实施。厚积薄发、厚今薄古为治学常理。所谓勤求古训、融汇新知,即是运用科学的临床思维方法,将理论与实践紧密联系,以显著的疗效、诠释、求证前贤的理论,寓继承之中求创新发展,从理论层面阐发古人前贤之未备,以推进中医学科的进步。

综观古往今来贤哲名医均是熟谙经典,勤于临证,发遑古义,创立新说者。通常所言的"学术思想"应是高层次的成就,是锲而不舍长期坚持"读经典做临床"在取得若干鲜活的诊疗经验的基础上,应是学术闪光点凝聚提炼出的精华。笔者以弘扬中医学学科的学术思想为己任而决不敢言自己有什么学术思想，因为学术思想一定要具备有创新思维与创新成果，当然是在继承为基础上的创新；学术思想必有理论内涵指导临床实践，能以提高防治水平；再者学术思想不应是一病一证一法一方的诊治经验与心得体会。如金元大家刘完素著有《素问玄机原病式》，自述"法之与术，悉出《内经》之玄机"，于刻苦钻研运气学说之后，倡"六气皆从火化"，阐发火热病证脉治，创立脏腑六气病机、玄府气液理论。其学术思想至今仍能指导温热、瘟疫的防治。非典型传染性肺炎（SARS）流行时，运用玄府气液理论分析证候病机，确立治则治法，遣药组方获取疗效，应对突发公共卫生事件造福群众。毋庸置疑刘完素是"读经典做临床"的楷模，而学习历史，凡成中医大家名师者基本如此，即使当今名医具有卓越学术思想者，亦无例外，因为经典医籍所提供的科学原理至今仍是维护健康防治疾病的准则，至今仍葆其青春，因此"读经典做临床"具有重要的现实意义。

值得指出，培养临床中坚骨干人才，造就学科领军人物是当务之急。在需要强化"读经典做临床"的同时，以唯物主义史观学习易经易道易图，与文、史、哲，逻辑学交叉渗透融合，提高"悟性"指导诊疗工作。面对新世纪东学西渐是另一股潮流，国外学者研究老聃、孔丘、朱熹、沈括之学，以应对技术高速发展与理论相对滞后的矛盾日趋突出的现状。譬如老聃是中国宇宙论的开拓者，惠施则注重宇宙中一般事物的观察。他解释宇宙为总包一切之"大一"与极微无内之"小一"构成，大而无外小而无内，大一寓有小一，小一中又涵有大一，两者相兼容而为用。如此见解不仅对中医学术研究具有指导作用，对宏观生物学与分子生物学的链接，纳入到系统复杂科学的领域至关重要。近日有学者撰文讨论自我感受的主观症状对医学的贡献和医师参照的意义；有学者从分子水平寻求直接调节整体功能的物质，而突破靶细胞的发病机制；有医生运用助阳化气，通利小便的方药能同时改善胃肠症状治疗幽门螺杆菌引起的胃炎，还有医生使用中成药治疗老年良性前列腺增生，运用非线性方法，优化观察指标，不把增生前列腺的直径作为惟一的"金"指标，用综合量表评价疗效而获得认许，这就是中医的思维，要坚定地走中国人自己的路。

人民卫生出版社为了落实国家中医药管理局设立的培育名医的研修项目，先从研修项目中精选 70 余种陆续刊行，为进一步扩大视野，续增的品种也是备受历代医家推崇的中医经典著作，为我们学习提供了便利条件，只要我们"博学之，审问之，慎思之，明辨之，笃行之"，就会学有所得、学有所长、学有所进、学有所成。治经典之学

脉
经

要落脚临床，实实在在去"做"，切忌坐而论道，应端正学风，尊重参师，教学相长，使自己成为中医界骨干人才。名医不是自封的，需要同行认可，而社会认可更为重要。让我们互相勉励，为中国中医名医战略实施取得实效多做有益的工作。

王永炎

2007 年 7 月 5 日

导　读

由西晋著名中医学家王叔和编撰的《脉经》是我国现存第一部流传于世的脉学经典著作。该书集晋以前脉学文献之大成，发展并构建了中医脉学体系，在中医脉学发展史上占有重要的地位，对后世脉学的发展产生了深远的影响，推动了中医脉学、中医诊断学乃至中医学的向前发展。

一、《脉经》与作者

王叔和名熙，魏晋间著名医学家，西晋高平（今山东邹县西南，一说今山东济宁）人。尝任太医令。唐·甘伯宗《名医录》称王叔和"性度沉静，通经史，穷研方脉，精意诊切，洞识摄养之道，深晓疗病之说。"可知王叔和精通医道，擅长诊脉。王叔和对中医学的另一个贡献是整理了《伤寒杂病论》，使得这部对中国医学乃至世界医学都产生过重要影响的《伤寒杂病论》（后分成《伤寒论》和《金匮要略》两个部分）成为世上流传最广影响最大的中医名著，至今仍是中医院校学生学习中医的必读之书。

《伤寒论》、《金匮要略》能流传至今,王叔和的功绩不可没。

脉诊是中医学最具特色的诊断方法,是经过医家漫长的医疗实践总结出来的诊断经验与智慧。在战国至秦汉时期形成的古医经中,如《黄帝内经》、《扁鹊脉法》、《华佗脉法》等脉诊理论占有重要地位。仅《黄帝内经》中散见的脉名就有 30 多种。公元 3 世纪中叶,王叔和选录《内经》、《难经》以及张仲景、华佗等汉魏著名医家有关脉论精华,编撰成《脉经》。据王叔和自述,"今撰集岐伯以来,逮于华佗,经论要诀,合为十卷……其王、阮、傅、戴、吴、葛、吕、张,所传异同,咸悉载录。"《脉经》是我国现存第一部脉学专著,不仅全面继承了魏晋以前的脉学成就,集晋以前脉学之大成,同时王氏还分门别类,在阐明脉学理论的基础上联系临床实践,并将自己的临证体会以及当代临证经验融会其中。该书不仅在唐、宋是医学生的必读教科书,也是历代学习中医的必读之书。

《脉经》10 卷,98 篇。首次对中医脉学理论进行系统全面的论述,该书"叙阴阳表里,辨三部九候,分人迎、气口、神门,条十二经,二十四气,奇经八脉。以举五脏、六腑、三焦、四时之疴。若网在纲,有条而不紊。"所论述的寸、关、尺三部定位脉诊以及总结的 24 种脉象,为我国脉学的建立和发展奠定了坚实的基础,为后世医家继承和发扬。宋·林亿称其"若网在纲,有条不紊,使人占外以知内,视死而别生。"可谓推崇之至。

二、主要学术特点及对临床的指导意义

1. 确立脉象形状,首次归纳脉象为 24 种

医之为道,审脉为难。故有"心中易了,指下难明"。《内经》、《难经》、《伤寒杂病论》等古代医学文献零散记载有 30 余种脉象,但缺乏脉象的明确描述。《脉经》准确描述各种脉象的不同指下感觉,并首次总结归纳为浮、芤、洪、滑、数、促、弦、紧、沉、伏、革、实、微、涩、细、软、弱、虚、散、缓、迟、结、代、动 24 种脉象。如:"浮脉举之有余,按之不足"。"沉脉举之不足,按之有余"。浮与沉相对,通过举按有余不足得到不同的脉象。脉象特征描述简明准确,便于掌握。确立了对脉象认识的基本标准,脉象名称和定义的统一、规范,为后世所遵从。《脉经》后历代中医著述对脉象的描述,均未离开《脉经》的 24 种脉象基本形状,成为后世论脉的标准。

《脉经》不仅将每种脉象包括脉的体状和搏动征象与变化均作了具体详尽的描述,还首开脉象鉴别先河。《脉经》提出浮与芤、弦与紧、革与实、滑与数、沉与伏、微与涩、软与弱、缓与迟等八组相类脉,对脉象的鉴别有着重要意义。如:沉与伏相类,二脉均重按乃得,然伏脉须"极

重指按之，著骨乃得"，较沉脉重按，又更甚之。这是因为这两种脉象的主病不同、轻重不同、预后也不同，自当仔细分别，以免耽误病情。这对后世辨脉有很重要的启示作用。

2. 改进诊脉方法，确定三部脉法和脏腑分候定位

《内经》有全身动脉诊法和三部九候诊脉法，所载诊法不一，只有"气口"、"寸口"、"脉口"的笼统说法。诊脉独取寸口法首倡于《难经》，提出了寸口切脉的寸尺两部脉法。张仲景推崇人迎、气口、趺阳全身三部诊法。而《脉经》在《难经》的寸尺两部脉法基础上，发展为寸关尺三部脉法，并首次提出腕后拇指侧高骨为关，关前为寸，关后为尺。把《内经》的遍身诊法之三部加以发挥，阐释为掌后脉口寸关尺三部，并以寸、关、尺三部各有天地人三候，合为九候。这是最早的寸口三部九候提法。《脉经》提出的寸、关、尺三部左手依次候心小肠、肝胆、肾膀胱，右手依次候肺大肠、脾胃、肾膀胱的脏腑分配观点，使独取寸口脉法在理论上与方法上趋于完善，推进了这种简便易行的诊脉方法的临床普遍使用。

《脉经》确立了寸口的寸关尺三部脉法，不仅在于提出三部之说和各部脉位，也在于确立了寸关尺脏腑分候，并从临床应用方面加以系统总结。《脉经》的脏腑定位，成为中医脉学诊断学重要组成部分之一。

3. 阐述脉象机理与脏腑疾病紧密结合，指导临床

一是对脉象主病机理进行原则概括，如："迟则为寒，涩则少血"；二是结合脉、证、病机、治疗进行综合总结。如《脉经》卷二"平三关病候并治宜第三"有"寸口脉滑，阳实，胸中壅满吐逆，宜服前胡汤。针太阳巨阙泻之。""寸口脉浮，中风，发热，头痛。宜服桂枝汤、葛根汤，针风池、风府，向火灸身，摩治风膏，覆令汗出。"指明浮脉与外感中风的病因病机与见症，用桂枝汤和解营卫，或葛根汤解肌论治方药，以及选用针灸太阳经腧穴祛风邪的一系列论治方案。这些对脉证论治的可贵认识，不但反映出当时的脉象病理研究已经达到较高的水平，就是今天在临床上仍有参考价值。

《脉经》在阐述脉象的同时，也深入浅出地阐明脉理，并结合生理、病理及证候进行研究，将脉诊、脉法与病症、脏腑主病、治疗大法、方药有机地结合起来，便于临床应用。如："心中寒者，其人病心如啖蒜状。剧者，心痛彻背，背痛彻心，如蛊注。其脉浮者，自吐乃愈。愁忧思虑则伤心，心伤则苦惊，喜忘，善怒。心伤者，其人劳倦即头面赤而下重，心中痛彻背，自发烦热，当脐挑手，其脉弦，此为心脏伤所致也。"这种将脉象、病症结合起来，脉诊可判断预后，这在现代仍有指导意义。

本书所论述的脉法和多种病症包括伤寒、热病、内科

脉

经

杂病、妇人及小儿疾病的病名及脉证治疗，内容丰富，极大地发展了辨证论治体系，为历代医家所推重。

4. 丰富和发展了针灸经络学理论

《脉经》不仅全面继承了《灵枢》的经络学说，更对经络学说予以创新和发展。如卷二"平三关阴阳二十四气脉第一"就是将切诊与脏腑经络辨证结合起来，以脉论证，指出针灸的原则与方法。《脉经》还对脏腑 20 个俞、募穴部位、主治及刺灸进行论述，是针灸学俞募穴理论现存的最早文献。此外，《脉经》还对奇经八脉的循行起止与病证作了系统总结，对后世产生较大影响，如李时珍的《奇经八脉考》全部收载了《脉经》中有关奇经八脉内容。王叔和不仅是位脉学家，又是一位有贡献的针灸理论家。

5. 是学习《伤寒论》、《金匮要略》重要的参考文本

由于王叔和编次整理了《伤寒杂病论》，而张仲景《伤寒杂病论》中以"病脉证治"主线贯穿全书的理论与方法，对王叔和产生了极大的影响。因此，王叔和在编撰《脉经》时，吸收了《伤寒杂病论》中与脉密切相关的内容也就不足为奇了。王叔和引录《伤寒杂病论》内容，主要集中在卷 7～9 三卷中，而这些内容在许多方面却恰恰可以弥补今本《伤寒论》、《金匮要略》的不足，可以纠正他们存在的问题。如：清代著名医家钱熙祚考证言，"第七

卷又云：'脉浮而紧。浮则为风，紧则为寒。风则伤卫，寒则伤营。营卫俱病，骨节烦疼，可发其汗。宜麻黄汤。'今本《伤寒论》脱'宜麻黄汤'四字。致后人误解为大青龙汤证。按大青龙汤，用麻黄以解表，石膏以清里，本为外伤风寒，而内伏暍热者设。此条但言风寒，而无烦躁之内热，其非大青龙证，明矣。"因此，学习《脉经》不仅可以明晰脉学理论，更可作为学习《伤寒论》、《金匮要略》的参考文本。

此外《脉经》对学习《内经》、《难经》等早期著作，也有重要参考价值。

三、如何学习应用《脉经》

1. 牢记 24 种脉象及其主病，结合临床实际反复揣摩

牢记 24 种脉象及其主病并利用一切机会去实践、揣摩、领会脉学的真谛。解决"心中易了，指下难明"的境况，达到熟练掌握应用脉象于诊断疾病，结合中医理论反复分析脉象、症状、疾病之间的关系，分析其机理，融会贯通。从而达到辨证准确，指导临床。

全书将三部九候、寸口脉、24 脉、脉法与伤寒、热病、杂病、妇人及小儿病症的脉象与治疗紧密结合，突出了临床的实用性。学习时要将脉象变化与具体疾病、病人和常人结合起来，利用一切机会，多临证、多摸脉。如：摸家人脉搏、亲属朋友脉搏、怀孕妇人脉搏、小儿脉搏、老人脉搏等等，只要多临证，多实践，反复揣摩，就一定能掌握要领，学好脉学，临床时诊脉准，判断病情预后准，处方用药准，何愁提不高临床疗效。

《脉经》将脉象以阴阳来区分，具有以简驭繁，便于学习和掌握的特点。如："肝实左手关上脉阴实者，足厥阴经也。病苦心下坚满，常两胁痛，自恣恣如怒状。肝虚左手关上脉阴虚者，足厥阴经也。病苦胁下坚，寒热，腹满，不欲饮食，腹胀，悒悒不乐，妇人月经不利，腰腹痛。"这种将脏腑、脉象、阴阳、虚实紧密相连，便于理解和掌握脉象及其主病。因此，学习脉学要多实践，反复揣摩，深刻领会，才能真正掌握脉学的精髓，临证应运才能得心应手。

《脉经》分阴阳虚实固然以简驭繁，但高阳生《脉诀》的"七表八里九道脉"、崔嘉彦的"浮沉迟数"四脉为纲以及滑寿《诊家枢要》六脉为纲诊脉法，对临床也有指导意义。学习时在掌握《脉经》的基础上，再比较这些著作，可以互相启发，更好的学习与掌握《脉经》的精髓。

2. 学习时应参照《伤寒论》、《金匮要略》对比学习

《脉经》卷7～9引录了《伤寒论》和《金匮要略》内容，因此学习时还要结合《伤寒论》、《金匮要略》对比学习。由于王叔和撰次了《伤寒杂病论》，使得《伤寒杂病论》流传于世，并对历代医学都产生了非常大的影响。因此，王叔和在编撰《脉经》时，将《伤寒杂病论》内容收于其中，是本于《伤寒杂病论》是始终将脉象和病证紧密结合，建立了理法方药辨证论治体系，可见学习脉象一定要结合主病，才能学好脉象，临证用的灵活，治疗才有确切疗效。因此，学习《脉经》还要注意与《伤寒论》和《金匮要略》互相对比来看，深刻领会并掌握脉象、主病、治法、方药的紧密结合。

另外，学习《伤寒论》和《金匮要略》时，也要参考《脉经》互相比较，才能真正学好。

3. 还应掌握《素问》、《灵枢》、《难经》基本知识来学习

《脉经》保存了不少早期的医学文献，内容互有交叉，故学习《脉经》时，还要结合《素问》、《灵枢》、《难经》的基本知识来学习，方能融会贯通。

4. 结合临床专业特点，可认真为《脉经》中妇科、针灸等内容，将脉与证的内在联系理清

另外，《脉经》也存在某些局限和不足之处。如选材还不是很精，有些内容与脉学无关，体例也较乱，有不少内容直接引用前人著述而未加系统整理，故有一些矛盾或脱节之处。希望在学习研究中，还须注意这些问题。

脉

经

对于难懂不易弄明白的地方,如古代病名等,还有待今人去进一步研究开发。学习时要注意前后比较,先掌握重点,然后再循序渐进。

郭君双

2017 年 3 月

　　西晋·王叔和编著的《脉经》是我国传世最早的一部中医脉诊学的专著,约成书于公元3世纪中叶,对后世产生过深远的影响。由于该书收集了多部汉晋时期的重要的医学文献,特别是张仲景纂著《伤寒卒病论》一书,在《脉经》卷七至卷九得以充分反映,为学习掌握《伤寒论》、《金匮要略》具有重要的现实意义。在唐代太医署培养医生的必读之书中,有关经脉及望诊、伤寒论治内容,可散见于此期《备急千金方》、《外台秘要》等医学大型类书中。由于该书流传年代久远且攸关医学重任,到宋朝熙宁元年,《脉经》经过国家校正医书局林亿等人的类次,先后以大字本、小字本二种版本,由国子监向全国刊行。其间有地方坊刻本出现,如福建建阳本(马继兴先生认为是广西漕司本)、何大任刊本、河南龙兴道儒学本等。元明时期有坊间的影刻本问世,影响大的如叶氏广勤堂影元刻本、吴勉学《医统正脉》所收《脉经》本。清代以守山阁钱熙祚校本及周学海校本为主要刻本。

　　本次整理以叶氏广勤堂影元刻本(1956年人民卫生

出版社影印)为底本,对校本有佚名氏影宋刻本、钱本(守山阁钱熙祚校本)及周学海本;参校本有《素问》、《灵枢》、《难经》、《针灸甲乙经》、《注解伤寒论》、《金匮要略方论》、《诸病源候论》、《备急千金要方》、《千金翼方》等。

为了便于读者学习,我们对底本存在的问题做了如下处理:

1. 将原本的繁体字、通假字、古今字、避讳字均改为国家规范的简体字,不出注。

2. 凡底本中明显误字,如白→曰、俱→但、止→上、阻→归、刻→克等,今据校本改正,不出注。

3. 保留底本风貌。如保留早期用字,傍(旁)、差(瘥)、欬(咳)、管(脘)等。又如卷第八"若不结胸,但头汗出,……身必发黄"后,周学海本有"属柴胡栀子汤"六字,影宋刻本同底本,应为后世晚出的方名,故仍从底本。

4. 凡底本中脱、衍、误字句,今据校本补、删。如:卷一第十"皆从其物类治",原脱"治",据上下文义及《针灸甲乙经》卷七第一补;卷三第四"微大,为肺痹"原误为"微汗",据《灵枢·邪气脏腑病形篇》改;卷四第一"复欲发动,其人欲多饮,饮即注利,如利止者生,不止者死",影宋本无此22字,应为前句"关上脉滑"内容的衍文,故删;卷五第四"病人足跗肿,呕吐头重者死"原脱11字,据影宋本补。

脉

经

5. 保留有价值的佚文。如卷七第十有"为可灸少阴、厥阴主逆"，《注解伤寒论》卷六第十无此 9 字，它保留了《伤寒卒病论》古传本的面貌；卷七第十三保留《脉经》古注，影宋本作大字正文，而底本为小字注，反映了元刻本的特色。

《脉经》是医家必读的七经之一，由于我们水平所限，本次整理错误与不足，敬请读者指正。

郭君双

2017 年 3 月

校定脉经序

　　臣等承诏典校古医经方书,所校仇中,《脉经》一部乃王叔和之所撰集也。叔和,西晋高平人,性度沉靖,尤好著述,博通经方,精意诊处,洞识修养之道。其行事具唐·甘伯宗《名医传》中。

　　臣等观其书,叙阴阳表里,辨三部九候,分人迎、气口、神门,条十二经、二十四气、奇经八脉,以举五脏六腑、三焦、四时之痾。若网在纲,有条而不紊,使人占外以知内,视死而别生,为至详悉,咸可按用。其文约,其事详者独何哉?盖其为书,一本《黄帝内经》,间有疏略未尽处,而又辅以扁鹊、仲景、元化之法,自余奇怪异端不经之说,一切不取。不如是何以历数千百年而传用无毫发之失乎!又其大较,以谓脉理精微,其体难辨,兼有数候俱见、异病同脉之惑,专之指下,不可以尽隐伏,而乃广述形证虚实,评明声色王相,以此参伍,决死生之分,故得十全无一失之谬,为果不疑。

　　然而,自晋室东渡,南北限隔,天下多事,于养生之书实未皇暇,虽好事之家仅有传者,而承疑习非,将丧道真,

25

脉

经

非夫圣人曷为厘正！恭惟主上体大舜好生之德，玩神禹叙极之文，推锡福之良心，鉴慎疾之深意，出是古书，俾从新定。臣等各殚所学，博求众本，据经为断，去取非私。

大抵世之传授不一，其别有三：有以隋·巢元方时行《病源》为第十卷者，考其时而缪自破；有以第五分上下卷，而撮诸篇之文，别增篇目者，推其本文，而义无取。稽是二者，均之未见厥真，各秘其所藏尔。

今则考以《素问》、《九墟》、《灵枢》、《太素》、《难经》、《甲乙》、仲景之书，并《千金方》及《翼》说脉之篇以校之，除去重复，补其脱漏，其篇第亦颇为改易，使以类相从，仍旧为一十卷，总九十七篇，施之于人，俾披卷者，足以占外以知内，视死而别生，无待饮上池之水矣。

国子博士臣高保衡、尚书屯田郎中臣孙奇、光禄卿直秘阁臣林亿等谨上

序

　　脉理精微,其体难辨。弦紧浮芤,展转相类。在心易了,指下难明。谓沉为伏,则方治永乖;以缓为迟,则危殆立至。况有数候俱见,异病同脉者乎!夫医药为用,性命所系。和、鹊至妙,犹或加思;仲景明审,亦候形证,一毫有疑,则考校以求验。故伤寒有承气之戒,呕哕发下焦之间。而遗文远旨,代寡能用,旧经秘述,奥而不售,遂令末学,昧于原本,斥兹偏见,各逞己能。致微疴成膏肓之变,滞固绝振起之望,良有以也。今撰集岐伯以来,逮于华佗,经论要决,合为十卷。百病根原,各以类例相从,声色证候,靡不该备。其王、阮、傅、戴、吴、葛、吕、张,所传异同,咸悉载录。诚能留心研穷,究其微赜,则可以比踪古贤,代无夭横矣。

目　录

脉

经

新刊王氏脉经卷第一

朝散大夫守光禄卿直秘阁判登闻检院

上护军臣林亿等类次

脉形状指下秘决
第一 二十四种

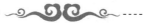

浮脉,举之有余,按之不足浮于手下。

芤脉,浮大而软,按之中央空,两边实。一日手下无,两傍有。

洪脉,极大在指下。一日浮而大。

滑脉,往来前却流利,辗转替替然,与数相似。一日浮中如有力。一日漉漉如欲脱。

数脉,去来促急。一日一息六七至。一日数者进之名。

促脉,来去数,时一止复来。

弦脉,举之无有,按之如弓弦状。一日如张弓弦,按之不移。又日浮紧为弦。

紧脉,数如切绳状。一日如转索之无常。

沉脉，举之不足，按之有余。一曰重按之乃得。

伏脉，极重指按之，着骨乃得。一曰手下裁动。一曰按之不足，举之无有。一曰关上沉不出，名曰伏。

革脉，有似沉伏，实大而长，微弦。《千金翼》以革为牢。

实脉，大而长，微强，按之隐指愊愊然。一曰沉浮皆得。

微脉，极细而软，或欲绝，若有若无。一曰小也。一曰手下快。一曰浮而薄。一曰按之如欲尽。

涩脉，细而迟，往来难且散，或一止复来。一曰浮而短。一曰短而止。或曰散也。

细脉，小大于微，常有，但细耳。

软脉，极软而浮细。一曰按之无有，举之有余。一曰细小而软。软，一作濡，曰濡者，如帛衣在水中，轻手相得。

弱脉，极软而沉细，按之欲绝指下。一曰按之乃得，举之无有。

虚脉，迟大而软，按之不足，隐指豁豁然空。

散脉，大而散。散者，气实血虚，有表无里。

缓脉，去来亦迟，小駃于迟。一曰浮大而软，阴浮与阳同等。

迟脉，呼吸三至，去来极迟。一曰举之不足，按之尽牢。一曰按之尽牢，举之无有。

结脉，往来缓，时一止复来。按之来缓，时一止者，名结阳。初来动止，更来小数，不能自还，举之则动，名结阴。

代脉，来数中止，不能自还，因而复动。脉结者生，代者死。

动脉，见于关上，无头尾，大如豆，厥厥然动摇。《伤寒论》云：阴阳相搏名曰动。阳动则汗出，阴动则发热，形冷恶寒。数脉见于关上，上下无头尾，如豆大，厥厥动摇者，名曰动。

浮与芤相类与洪相类，弦与紧相类，滑与数相类，革与实相类《千金翼》云：牢与实相类，沉与伏相类，微与涩相类，软与弱相类，缓与迟相类软与迟相类。

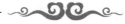

平脉早晏法第二

黄帝问曰：夫诊脉常以平旦，何也？岐伯对曰：平旦者，阴气未动，阳气未散，饮食未进，经脉未盛，络脉调均《内经》作调匀，气血未乱，故乃可诊。过此非也《千金》同，《素问》《太素》云：有过之脉。切脉动静而视精明，察五色，观五脏有余不足，六腑强弱，形之盛衰。以此参伍，决死生之分。

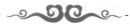

分别三关境界脉候所主第三

从鱼际至高骨其骨自高，却行一寸，其中名曰寸口。从寸至尺，名曰尺泽，故曰尺寸。寸后尺前名曰关。阳出

脉经

阴入，以关为界。阳出三分，阴入三分，故曰三阴三阳。阳生于尺动于寸，阴生于寸动于尺。寸主射上焦，出头及皮毛竟手。关主射中焦，腹及腰。尺主射下焦，少腹至足。

辨尺寸阴阳荣卫度数第四

夫十二经皆有动脉，独取寸口，以决五脏六腑死生吉凶之候者，何谓也？然：寸口者，脉之大会，手太阴之动脉也。人一呼脉行三寸，一吸脉行三寸，呼吸定息，脉行六寸。人一日一夜，凡一万三千五百息，脉行五十度，周于身。漏水下百刻，荣卫行阳二十五度，行阴亦二十五度，为一周 晬时也。故五十度而复会于手太阴。太阴者，寸口也，即五脏六腑之所终始，故法取于寸口。

脉有尺寸，何谓也？然：尺寸者，脉之大会要也。从关至尺是尺内，阴之所治也；从关至鱼际是寸口内，阳之所治也。故分寸为尺，分尺为寸。故阴得尺内一寸，阳得寸内九分。尺寸终始一寸九分，故曰尺寸也。

脉有太过，有不及，有阴阳相乘，有覆有溢，有关有格，何谓也？然：关之前者，阳之动也，脉当见九分而浮。

过者,法曰太过;减者,法曰不及。遂上鱼为溢,为外关内格,此阴乘之脉也。关之后者,阴之动也,脉当见一寸而沉。过者,法曰太过;减者,法曰不及。遂入尺为覆,为内关外格,此阳乘之脉,故曰覆溢。是真脏之脉也,人不病自死。

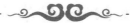

平脉视人大小长短男女逆顺法第五

凡诊脉,当视其人大小、长短及性气缓急。脉之迟速、大小、长短,皆如其人形性者,则吉。反之者,则为逆也。脉三部大都欲等,只如小人、细人、妇人,脉小软。小儿四五岁,脉呼吸八至,细数者,吉。《千金翼》云:人大而脉细,人细而脉大,人乐而脉实,人苦而脉虚,性急而脉缓,性缓而脉躁,人壮而脉细,人羸而脉大,此皆为逆,逆则难治。反此为顺,顺则易治。凡妇人脉常欲濡弱于丈夫。小儿四五岁者,脉自驶疾,呼吸八至也。男左大为顺,女右大为顺。肥人脉沉,瘦人脉浮。

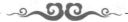

持脉轻重法第六

脉有轻重,何谓也? 然:初持脉如三菽之重,与皮毛相得者,肺部也。菽者,小豆。言脉轻如三小豆之重。吕氏作大豆。

皮毛之间者,肺气所行,故言肺部也。如六菽之重,与血脉相得者,心部也。心主血脉,次于肺,如六豆之重。如九菽之重,与肌肉相得者,脾部也。脾在中央,主肌肉,故次心,如九豆之重。如十二菽之重,与筋平者,肝部也。肝主筋,又在脾下,故次之。按之至骨,举之来疾者,肾部也。肾主骨,其脉沉至骨。故曰轻重也。

两手六脉所主五脏六腑阴阳逆顺第七

《脉法赞》云:肝心出左,脾肺出右,肾与命门,俱出尺部,魂魄谷神,皆见寸口。左主司官,右主司府。左大顺男,右大顺女。关前一分,人命之主。左为人迎,右为气口。神门决断,两在关后。人无二脉,病死不愈。诸经损减,各随其部。察按阴阳,谁与先后?《千金》云:三阴三阳,谁先谁后。阴病治官,阳病治府。奇邪所舍,如何捕取?审而知者,针入病愈。

心部在左手关前寸口是也,即手少阴经也,与手太阳为表里,以小肠合为府。合于上焦,名曰神庭,在龟—作鸠尾下五分。

肝部在左手关上是也,足厥阴经也,与足少阳为表里,以胆合为府,合于中焦,名曰胞门—作少阳,在太仓左右三寸。

肾部在左手关后尺中是也,足少阴经也,与足太阳为表里,以膀胱合为府,合于下焦,在关元左。

肺部在右手关前寸口是也,手太阴经也,与手阳明为表里,以大肠合为府,合于上焦,名呼吸之府,在云门。

脾部在右手关上是也,足太阴经也,与足阳明为表里,以胃合为府,合于中焦,脾胃之间,名曰章门,在季胁前一寸半。

肾部在右手关后尺中是也,足少阴经也,与足太阳为表里,以膀胱合为府,合于下焦,在关元右。左属肾,右为子户,名曰三焦。

辨脏腑病脉阴阳大法第八

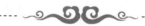

脉何以知脏腑之病也?然:数者腑也,迟者脏也。数即有热,迟即生寒。诸阳为热,诸阴为寒。故别知脏腑之病也。腑者阳,故其脉数;脏者阴,故其脉迟。阳行迟,病则数;阴行疾,病则迟。

脉来浮大者,此为肺脉也;脉来沉滑如石,肾脉也;脉来如弓弦者,肝脉也;脉来疾去迟,心脉也。脉来当见而不见为病。病有深浅,但当知如何受邪。

辨脉阴阳大法第九

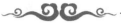

脉有阴阳之法，何谓也？然：呼出心与肺，吸入肾与肝，呼吸之间，脾受谷味也，其脉在中。浮者阳也，沉者阴也，故曰阴阳。

心肺俱浮，何以别之？然：浮而大散者，心也；浮而短涩者，肺也。肾肝俱沉，何以别之？然：牢而长者，肝也；按之软，举指来实者，肾也。脾者中州，故其脉在中。《千金翼》云：迟缓而长者，脾也。是阴阳之脉也。脉有阳盛阴虚，阴盛阳虚，何谓也？然：浮之损小，沉之实大，故曰阴盛阳虚；沉之损小，浮之实大，故曰阳盛阴虚。是阴阳虚实之意也。阳脉见寸口，浮而实大，今轻手浮之更损减而小，故言阳虚；重手按之反更实大而沉，故言阴实。

经言：脉有一阴一阳，一阴二阳，一阴三阳；有一阳一阴，一阳二阴，一阳三阴。如此言之，寸口有六脉俱动耶？然：经言如此者，非有六脉俱动也，谓浮、沉、长、短、滑、涩也。浮者阳也，滑者阳也，长者阳也；沉者阴也，涩者阴也，短者阴也。所以言一阴一阳者，谓脉来沉而滑也；一阴二阳者，谓脉来沉滑而长也；一阴三阳者，谓脉来浮滑而长，时一沉也。所以言一阳一阴者，谓脉来浮而涩也；

一阳二阴者,谓脉来长而沉涩也;一阳三阴者,谓脉来沉涩而短,时一浮也。各以其经所在,名病之逆顺也。

凡脉大为阳,浮为阳,数为阳,动为阳,长为阳,滑为阳;沉为阴,涩为阴,弱为阴,弦为阴,短为阴,微为阴,是为三阴三阳也。阳病见阴脉者,反也,主死;阴病见阳脉者,顺也,主生。关前为阳,关后为阴。阳数则吐血,阴微则下利;阳弦则头痛,阴弦则腹痛;阳微则发汗,阴微则自下;阳数口生疮,阴数加微,必恶寒而烦挠不得眠也。阴附阳则狂,阳附阴则癫。得阳属腑,得阴属脏。无阳则厥,无阴则呕。阳微则不能呼,阴微则不能吸,呼吸不足,胸中短气。依此阴阳以察病也。

寸口脉浮大而疾者,名曰阳中之阳,病苦烦满,身热,头痛,腹中热。

寸口脉沉细者,名曰阳中之阴,病苦悲伤不乐,恶闻人声,少气,时汗出,阴气不通,臂不能举。

尺脉沉细者,名曰阴中之阴,病苦两胫酸疼,不能久立,阴气衰,小便余沥,阴下湿痒。

尺脉滑而浮大者,名曰阴中之阳,病苦小腹痛满,不能溺,溺即阴中痛,大便亦然。

尺脉牢而长,关上无有,此为阴干阳,其人苦两胫重,少腹引腰痛。

寸口脉壮大,尺中无有,此为阳干阴,其人苦腰背痛,阴中伤,足胫寒。

夫风伤阳,寒伤阴。阳病顺阴,阴病逆阳。阳病易治,阴病难治。在肠胃之间,以药和之;若在经脉之间,针灸病已。

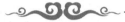

平虚实第十

人有三虚三实,何谓也? 然:有脉之虚实,有病之虚实,有诊之虚实。脉之虚实者,脉来软者为虚,牢者为实。病之虚实者,出者为虚,入者为实;言者为虚,不言者为实;缓者为虚,急者为实。诊之虚实者,痒者为虚,痛者为实;外痛内快为外实内虚,内痛外快为内实外虚。故曰虚实也。

问曰:何谓虚实? 答曰:邪气盛则实,精气夺则虚。何谓重实? 所谓重实者,言大热病,气热脉满,是谓重实。

问曰:经络俱实如何? 何以治之? 答曰:经络皆实,是寸脉急而尺缓也,当俱治之。故曰滑则顺,涩则逆。夫虚实者,皆从其物类始。五脏骨肉滑利,可以长久。

从横逆顺伏匿脉第十一

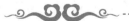

问曰:脉有相乘,有从_{仲景从字作纵字}有横,有逆有顺,

何谓也？师曰：水行乘火，金行乘木，名曰从；火行乘水，木行乘金，名曰横；水行乘金，火行乘木，名曰逆；金行乘水，木行乘火，名曰顺。

经言：脉有伏匿者，伏匿于何脏，而言伏匿也？然：谓阴阳更相乘、更相伏也。脉居阴部反见阳脉者，为阳乘阴也，脉虽时沉涩而短，此阳中伏阴；脉居阳部反见阴脉者，为阴乘阳也，脉虽时浮滑而长，此为阴中伏阳也。重阴者癫，重阳者狂。脱阳者见鬼，脱阴者目盲。

辨灾怪恐怖杂脉第十二

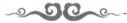

问曰：脉有残贼，何谓？师曰：脉有弦、有紧、有涩、有滑、有浮、有沉，此六脉为残贼，能与诸经作病。

问曰：尝为人所难，紧脉何所从而来？师曰：假令亡汗，若吐，肺中寒，故令紧；假令欬者，坐饮冷水，故令紧；假令下利者，以胃中虚冷，故令紧也。

问曰：翕奄沉名曰滑，何谓？师曰：沉为纯阴，翕为正阳，阴阳和合，故脉滑也。

问曰：脉有灾怪，何谓？师曰：假令人病，脉得太阳，脉与病形证相应，因为作汤，比还送汤之时，病者因反大吐若下痢仲景痢字作利，病腹中痛。因问，言我前来脉时不见此证，今反变异，故是名为灾怪。因问何缘作此吐痢？答曰：或有先服药，今发作，故为灾怪也。

问曰：人病恐怖，其脉何类？师曰：脉形如循丝，累累然，其面白脱色。

问曰：人愧者，其脉何等类？师曰：其脉自浮而弱，面形乍白乍赤。

问曰：人不饮，其脉何类？师曰：其脉自涩，而唇口干燥也。言迟者，风也；摇头言者，其里痛也；行迟者，其表强也；坐而伏者，短气也；坐而下一膝者，必腰痛；里实护腹如怀卵者，必心痛。

师持脉，病人欠者，无病也；脉之因伸者，无病也。一云呻者，病也。假令向壁卧，闻师到不惊起，而目眄视一云反面仰视。若三言三止，脉之，咽唾，此为诈病。假令脉自和，处言此病大重，当须服吐下药，针灸数十百处，乃愈。

迟疾短长杂脉法第十三

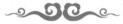

黄帝问曰：余闻胃气、手少阳三焦、四时五行脉法。夫人言脉有三阴三阳，知病存亡，脉外以知内，尺寸大小，愿闻之。岐伯曰：寸口之中，外别浮沉、前后、左右、虚实、死生之要，皆见寸口之中。脉从前来者为实邪，从后来者为虚邪，从所不胜来者为贼邪，从所胜来者为微邪，自病一作得者为正邪。外结者病痈肿，内结者病疝瘕也。间来而急者，病正在心，癥气也。脉来疾者，为风也；脉来滑者，为病食也；脉来滑躁者，病有热也；脉来涩者，为病寒湿也。脉逆顺之道，不与众谋。

师曰：夫呼者，脉之头也。初持之来疾去迟，此为出疾入迟，为内虚外实；初持脉来迟去疾，此为出迟入疾，为内实外虚也。

脉数则在腑，迟则在脏。脉长而弦，病在肝扁鹊云：病出于肝。脉小血少，病在心扁鹊云：脉大而洪，病出于心。脉下坚上虚，病在脾胃扁鹊云：病出于脾胃。脉滑一作涩而微浮，病在肺扁鹊云：病出于肺。脉大而坚，病在肾。扁鹊云：小而紧。脉滑者多血少气，脉涩者少血多气，脉大者血气俱多。又云：脉来大而坚者血气俱实，脉小者血气俱少。又云：脉来细而微者血气俱虚。沉细滑疾者热，迟紧为寒。又云：洪数滑疾为热，涩迟沉细为寒。脉盛滑紧者病在外热，脉小实而紧者病在内冷。脉小弱而涩者谓之久病，脉滑浮而疾者谓之新病。脉浮滑，其人外热，风走刺，有饮，难治。脉沉而紧，上焦有热，下寒，得冷即便下。脉沉而细，下焦有寒，小便数，时苦绞痛，下利重。脉浮紧且滑直者，外热内冷，不得大小便。

脉洪大紧急，病速进在外，苦头发热、痈肿；脉细小紧急，病速进在中，寒为疝瘕、积聚，腹中刺痛。脉沉重而直前绝者，病血在肠间；脉沉重而中散者，因寒食成癥。脉直前而中散绝者，病消渴—云病浸淫痛。脉沉重，前不至寸口，徘徊绝者，病在肌肉，遁尸。脉左转而沉重者，气癥阳在胸中，脉右转出不至寸口者，内有肉癥。脉累累如贯珠不前至，有风寒在大肠，伏留不去；脉累累中止不至，寸口软者，结热在小肠膜中，伏留不去。脉直前左右弹者，病在血脉中，肝血也；脉后而左右弹者，病在筋骨中也。脉前大后小，即头痛目眩；脉前小后大，即胸满短气。上部有脉，下部无脉，其人当吐，不吐者死；上部无脉，下部有脉，虽困无所苦。

夫脉者，血之府也。长则气治，短则气病，数则烦心，大则病进，上盛则气高，下盛则气胀，代则气衰，细则气少《太素》细作滑，涩则心痛。浑浑革革，至如涌泉，病进而危；弊弊绰绰，其去如弦绝者，死。短而急者病在上，长而缓者病在下；沉而弦急者病在内，浮而洪大者病在外；脉实者病在内，脉虚者病在外。在上为表，在下为里；浮为在表，沉为在里。

平人得病所起第十四

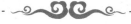

何以知春得病？无肝脉也。无心脉，夏得病；无肺

脉,秋得病;无肾脉,冬得病;无脾脉,四季之月得病。

假令肝病者,西行,若食鸡肉得之,当以秋时发,得病以庚辛日也。家有腥死,女子见之,以明要为灾。不者,若感金银物得之。

假令脾病,东行,若食雉兔肉及诸木果实得之。不者,当以春时发,得病以甲乙日也。

假令心病,北行,若食豚、鱼得之。不者,当以冬时发,得病以壬癸日也。

假令肺病,南行,若食马肉及獐鹿肉得之。不者,当以夏时发,得病以丙丁日也。

假令肾病,中央,若食牛肉及诸土中物得之。不者,当以长夏时发,得病以戊己日也。

假令得王脉,当于县官家得之。

假令得相脉,当于嫁娶家得之,或相庆贺家得之。

假令得胎脉,当于产乳家得之。

假令得囚脉,当于囚徒家得之。

假令得休脉,其人素有宿病,不治自愈。

假令得死脉,当于死丧家感伤得之。

何以知人露卧得病? 阳中有阴也。

何以知人夏月得病? 诸阳入阴也。

何以知人食饮中毒? 浮之无阳,微细之不可知也,但有阴脉,来疾去疾,此相为水气之毒也。脉迟者,食干物

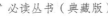
得之。

脉
经

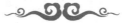
诊病将差难已脉第十五

问曰：假令病人欲差，脉而知愈，何以别之？

师曰：寸关尺，大小、迟疾、浮沉同等。虽有寒热不解者，此脉阴阳为平复，当自愈。

人病，其寸口之脉与人迎之脉，大小及浮沉等者，病难已。

新刊王氏
脉经卷第二

朝散大夫守光禄卿直秘阁判登闻检院

上护军臣林亿等类次

平三关阴阳二十四气脉第一

左手关前寸口阳绝者，无小肠脉也。苦脐痹，小腹中有疝瘕，王月王字一本作五即冷上抢心。刺手心主经，治阴。心主在掌后横理中即太陵穴也。

左手关前寸口阳实者，小肠实也。苦心下急痹一作急痛。小肠有热，小便赤黄。刺手太阳经，治阳。一作手少阳者，非。太阳在手小指外侧本节陷中即后溪穴也。

左手关前寸口阴绝者，无心脉也。苦心下毒痛，掌中热，时时善呕，口中伤烂。刺手太阳经，治阳。

左手关前寸口阴实者，心实也。苦心下有水气，忧恚发之。刺手心主经，治阴。

左手关上阳绝者，无胆脉也。苦膝疼，口中苦，眯目

17

善畏，如见鬼状，多惊，少力。刺足厥阴经，治阴。在足大指间_{即行间穴也}，或刺三毛中。

左手关上阳实者，胆实也。苦腹中实不安，身躯习习也。刺足少阳经，治阳。在足上第二指本节后一寸。_{第二指当云小指次指，即临泣穴也。}

左手关上阴绝者，无肝脉也。苦癃，遗溺，难言，胁下有邪气，善吐。刺足少阳经，治阳。

左手关上阴实者，肝实也。苦肉中痛，动善转筋。刺足厥阴经，治阴。

左手关后尺中阳绝者，无膀胱脉也。苦逆冷，妇人月使不调，王月则闭。男子失精，尿有余沥。刺足少阴经，治阴。在足内踝下动脉_{即太溪穴也}。

左手关后尺中阳实者，膀胱实也。苦逆冷，胁下有邪气相引痛。刺足太阳经，治阳。在足小指外侧本节后陷中_{即束骨穴也}。

左手关后尺中阴绝者，无肾脉也。苦足下热，两髀里急，精气竭少，劳倦所致。刺足太阳经，治阳。

左手关后尺中阴实者，肾实也。苦恍惚，健忘，目视䀮䀮，耳聋怅怅，善鸣。刺足少阴经，治阴。

右手关前寸口阳绝者，无大肠脉也。苦少气，心下有水气，立秋节即欬。刺手太阴经，治阴。在鱼际间_{即太渊穴也}。

右手关前寸口阳实者，大肠实也。苦肠中切痛，如锥刀所刺，无休息时。刺手阳明经，治阳。在手腕中<small>即阳谿穴也</small>。

右手关前寸口阴绝者，无肺脉也。苦短气欬逆，喉中塞，噫逆。刺手阳明经，治阳。

右手关前寸口阴实者，肺实也。苦少气，胸中满彭彭与肩相引。刺手太阴经，治阴。

右手关上阳绝者，无胃脉也。苦吞酸，头痛，胃中有冷。刺足太阴经，治阴。在足大指本节后一寸<small>即公孙穴也</small>。

右手关上阳实者，胃实也。苦肠中伏伏<small>一作愊愊</small>，不思食物，得食不能消。刺足阳明经，治阳。在足上动脉<small>即冲阳穴也</small>。

右手关上阴绝者，无脾脉也。苦少气，下利，腹满，身重，四肢不欲动，善呕。刺足阳明经，治阳。

右手关上阴实者，脾实也。苦肠中伏伏如坚状，大便难。刺足太阴经，治阴。

右手关后尺中阳绝者，无子户脉也。苦足逆寒，绝产，带下，无子，阴中寒。刺足少阴经，治阴。

右手关后尺中阳实者，膀胱实也。苦少腹满，引腰痛。刺足太阳经，治阳。

右手关后尺中阴绝者，无肾脉也。苦足逆冷，上抢胸痛，梦入水见鬼，善厌寐，黑色物来掩人上。刺足太阳经，治阳。

右手关后尺中阴实者,肾实也。苦骨疼,腰脊痛,内寒热。刺足少阴经,治阴。

上脉二十四气事。

平人迎神门气口前后脉第二

心实

左手寸口人迎以前脉阴实者,手厥阴经也。病苦闭,大便不利,腹满,四肢重,身热,苦胃胀,刺三里。

心虚

左手寸口人迎以前脉阴虚者,手厥阴经也。病苦悸恐,不乐,心腹痛,难以言,心如寒状恍惚。

小肠实

左手寸口人迎以前脉阳实者,手太阳经也。病苦身热,热来去,汗出—作汗不出而烦,心中满,身重,口中生疮。

小肠虚

左手寸口人迎以前脉阳虚者,手太阳经也。病苦颅际偏头痛,耳颊痛。

心小肠俱实

左手寸口人迎以前脉阴阳俱实者,手少阴与太阳经俱实也。病苦头痛,身热,大便难,心腹烦满,不得卧,以胃气不转,水谷实也。

心小肠俱虚

左手寸口人迎以前脉阴阳俱虚者,手少阴与太阳经俱虚也。病苦洞泄,苦寒,少气,四肢寒,肠澼。

肝实

左手关上脉阴实者,足厥阴经也。病苦心下坚满,常两胁痛,自忿忿如怒状。

肝虚

左手关上脉阴虚者,足厥阴经也。病苦胁下坚,寒热,腹满,不欲饮食,腹胀,悒悒不乐,妇人月经不利,腰腹痛。

胆实

左手关上脉阳实者,足少阳经也。病苦腹中气满,饮食不下,咽干,头重痛,洒洒恶寒,胁痛。

胆虚

左手关上脉阳虚者,足少阳经也。病苦眩、厥、痿,足指不能摇,蹙,坐不能起,僵仆,目黄,失精眮眮。

肝胆俱实

左手关上脉阴阳俱实者,足厥阴与少阳经俱实也。病苦胃胀,呕逆,食不消。

肝胆俱虚

左手关上脉阴阳俱虚者,足厥阴与少阳经俱虚也。病苦恍惚,尸厥不知人,妄见,少气,不能言,时时自惊。

肾实

左手尺中神门以后脉阴实者,足少阴经也。病苦膀胱胀闭,少腹与腰脊相引痛。

左手尺中神门以后脉阴实者,足少阴经也。病苦舌燥,咽肿,心烦,嗌干,胸胁时痛,喘欬,汗出,小腹胀满,腰背强急,体重骨热,小便赤黄,好怒好忘,足下热疼,四肢黑,耳聋。

肾虚

左手尺中神门以后脉阴虚者,足少阴经也。病苦心中闷,下重,足肿不可以按地。

膀胱实

左手尺中神门以后脉阳实者,足太阳经也。病苦逆满,腰中痛,不可俯仰,劳也。

膀胱虚

左手尺中神门以后脉阳虚者,足太阳经也。病苦脚中筋急,腹中痛引腰背,不可屈伸,转筋,恶风,偏枯,腰痛,外踝后痛。

肾膀胱俱实

左手尺中神门以后脉阴阳俱实者,足少阴与太阳经俱实也。病苦脊强,反折,戴眼,气上抢心,脊痛,不能自反侧。

脉

经

肾膀胱俱虚

左手尺中神门以后脉阴阳俱虚者,足少阴与太阳经俱虚也。病苦小便利,心痛,背寒,时时少腹满。

肺实

右手寸口气口以前脉阴实者,手太阴经也。病苦肺胀,汗出若露,上气喘逆,咽中塞,如欲呕状。

肺虚

右手寸口气口以前脉阴虚者,手太阴经也。病苦少气不足以息,嗌干,不朝津液。

大肠实

右手寸口气口以前脉阳实者,手阳明经也。病苦腹满,善喘欬,面赤身热,喉咽—本作咽喉中如核状。

大肠虚

右手寸口气口以前脉阳虚者,手阳明经也。病苦胸中喘,肠鸣,虚渴,唇口干,目急,善惊,泄白。

肺大肠俱实

右手寸口气口以前脉阴阳俱实者,手太阴与阳明经俱实也。病苦头痛,目眩,惊狂,喉痹痛,手臂卷,唇吻不收。

肺大肠俱虚

右手寸口气口以前脉阴阳俱虚者,手太阴与阳明经俱虚也。病苦耳鸣嘈嘈,时妄见光明,情中不乐,或如恐怖。

脾实

右手关上脉阴实者,足太阴经也。病苦足寒胫热,腹胀满,烦扰不得卧。

脾虚

右手关上脉阴虚者,足太阴经也。病苦泄注,腹满,气逆,霍乱呕吐,黄疸,心烦不得卧,肠鸣。

胃实

右手关上脉阳实者,足阳明经也。病苦腹中坚痛而热《千金》作病苦头痛,汗不出,如温疟,唇口干,善哕,乳痈,缺盆腋下肿痛。

胃虚

右手关上脉阳虚者,足阳明经也。病苦胫寒,不得卧,恶寒洒洒,目急,腹中痛,虚鸣《外台》作耳虚鸣,时寒时热,唇口干,面目浮肿。

脾胃俱实

右手关上脉阴阳俱实者,足太阴与阳明经俱实也。病苦脾胀腹坚,抢胁下痛,胃气不转,大便难,时反泄利,腹中痛,上冲肺肝,动五脏,立喘鸣,多惊,身热,汗不出,喉痹,精少。

脾胃俱虚

右手关上脉阴阳俱虚者,足太阴与阳明经俱虚也。病苦胃中如空状,少气不足以息,四逆寒,泄注不已。

肾实

右手尺中神门以后脉阴实者,足少阴经也。病苦痹,身热,心痛,脊胁相引痛,足逆热烦。

肾虚

右手尺中神门以后脉阴虚者,足少阴经也。病苦足胫小弱,恶风寒,脉代绝,时不至,足寒,上重下轻,行不可以按地,少腹胀满,上抢胸胁,痛引肋下。

膀胱实

右手尺中神门以后脉阳实者,足太阳经也。病苦转胞,不得小便,头眩痛,烦满,脊背强。

膀胱虚

右手尺中神门以后脉阳虚者,足太阳经也。病苦肌肉振动,脚中筋急,耳聋忽忽不闻,恶风,飕飕作声。

肾膀胱俱实

右手尺中神门以后脉阴阳俱实者,足少阴与太阳经俱实也。病苦癫疾,头重与目相引痛,厥欲起走,反眼,大风,多汗。

肾膀胱俱虚

右手尺中神门以后脉阴阳俱虚者,足少阴与太阳经俱虚也。病苦心痛,若下重不自收,篡反出,时时苦洞泄,寒中泄,肾、心俱痛。　　一说云:肾有左右,而膀胱无二。今用当以左肾合膀胱,右肾合三焦。

平三关病候并治宜第三

寸口脉浮，中风，发热，头痛。宜服桂枝汤、葛根汤，针风池、风府，向火灸身，摩治风膏，覆令汗出。

寸口脉紧，苦头痛，骨肉疼，是伤寒。宜服麻黄汤发汗，针眉冲、颞颥，摩治伤寒膏。

寸口脉微，苦寒，为衄。宜服五味子汤，摩茱萸膏，令汗出。

寸口脉数，即为吐，以有热在胃管，熏胸中。宜服药吐之，及针胃管，服除热汤。若是伤寒七八日至十日，热在中，烦满渴者，宜服知母汤。

寸口脉缓，皮肤不仁，风寒在肌肉。宜服防风汤，以药薄熨之，摩以风膏，灸诸治风穴。

寸口脉滑，阳实，胸中壅满，吐逆。宜服前胡汤，针太阳、巨阙，泻之。

寸口脉弦，心下愊愊，微头痛，心下有水气。宜服甘遂丸，针期门，泻之。

寸口脉弱，阳气虚，自汗出而短气。宜服茯苓汤、内补散，适饮食消息，勿极劳。针胃管，补之。

寸口脉涩，是胃气不足。宜服干地黄汤，自养，调和饮食，针三里，补之三里一作胃管。

寸口脉芤，吐血；微芤者，衄血。空虚，去血故也。宜服竹皮汤、黄土汤，灸膻中。

寸口脉伏，胸中逆气，噎塞不通，是胃中冷气上冲心胸。宜服前胡汤、大三建丸，针巨阙、上管，灸膻中。

寸口脉沉，胸中引胁痛，胸中有水气。宜服泽漆汤，针巨阙，泻之。

寸口脉濡，阳气弱，自汗出，是虚损病。宜服干地黄汤，薯蓣丸、内补散、牡蛎散并粉，针太冲，补之。

寸口脉迟，上焦有寒，心痛，咽酸，吐酸水。宜服附子汤、生姜汤，茱萸丸、调和饮食以暖之。

寸口脉实，即生热在脾肺，呕逆气塞；虚，即生寒在脾胃，食不消化。有热，即宜服竹叶汤、葛根汤；有寒，宜服茱萸丸、生姜汤。

寸口脉细，发热，呕吐。宜服黄芩龙胆汤。吐不止，宜服橘皮桔梗汤，灸中府。

寸口脉洪大，胸胁满。宜服生姜汤、白薇丸，亦可紫菀汤下之，针上管、期门、章门。

上上部寸口十七条。

关脉浮，腹满不欲食。浮为虚满，宜服平胃丸、茯苓汤、生姜前胡汤，针胃管，先泻后补之。

关脉紧，心下苦满急痛。脉紧者为实，宜服茱萸当归汤，又大黄汤，两治之，良。针巨阙、下管，泻之。《千金》云：服茱萸当归汤，又加大黄二两，佳。

关脉微，胃中冷，心下拘急。宜服附子汤、生姜汤、附子丸，针巨阙，补之。

关脉数，胃中有客热。宜服知母丸、除热汤，针巨阙、上管，泻之。

关脉缓，其人不欲食，此胃气不调，脾胃不足。宜服平胃丸、补脾汤，针章门，补之。

关脉滑，胃中有热。滑为热实，以气满故不欲食，食即吐逆。宜服紫菀汤下之，大平胃丸，针胃管，泻之。《千金》云：宜服朴硝麻黄汤、平胃丸。

关脉弦，胃中有寒，心下厥逆，此以胃气虚故尔。宜服茱萸汤，温调饮食，针胃管，补之。

关脉弱，胃气虚，胃中有客热。脉弱为虚热作病。其说云：有热不可大攻之，热去则寒起。正宜服竹叶汤，针胃管，补之。

关脉涩，血气逆冷。脉涩为血虚，以中焦有微热。宜服干地黄汤、内补散，针足太冲上，补之。

关脉芤，大便去血数斗者，以膈俞伤故也。宜服生地黄并生竹皮汤，灸膈俞。若重下去血者，针关元；甚者，宜服龙骨丸，必愈。

关脉伏，中焦有水气，溏泄。宜服水银丸，针关元，利小便,溏泄便止。

关脉沉,心下有冷气,苦满吞酸。宜服白薇茯苓丸,附子汤,针胃管,补之。

关脉濡,苦虚冷,脾气弱,重下病。宜服赤石脂汤、女萎丸,针关元,补之。

关脉迟,胃中寒,宜服桂枝丸、茱萸汤,针胃管。补之。

关脉实,胃中痛。宜服栀子汤、茱萸乌头丸,针胃管,补之。

关脉牢,脾胃气塞,盛热,即腹满响响。宜服紫菀丸、泻脾丸,针灸胃管,泻之。

关脉细虚,腹满。宜服生姜茱萸蜀椒汤、白薇丸,针灸三管。

关脉洪,胃中热,必烦满。宜服平胃丸,针胃管。先泻后补之。

上中部关脉十八条。

尺脉浮,下热风,小便难。宜服瞿麦汤、滑石散,针横骨、关元,泻之。

尺脉紧,脐下痛。宜服当归汤,灸天枢,针关元,补之。

尺脉微,厥逆,小腹中拘急,有寒气。宜服小建中汤一本更有四顺汤,针气海。

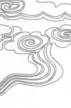

脉

经

尺脉数，恶寒，脐下热痛，小便赤黄。宜服鸡子汤、白鱼散，针横骨，泻之。

尺脉缓，脚弱下肿，小便难，有余沥。宜服滑石汤、瞿麦散，针横骨，泻之。

尺脉滑，血气实，妇人经脉不利，男子尿血。宜服朴硝煎、大黄汤，下去经血，针关元，泻之。

尺脉弦，小腹疼，小腹及脚中拘急。宜服建中汤、当归汤，针血海，泻之。

尺脉弱，阳气少，发热骨烦。宜服前胡汤、干地黄汤、茯苓汤，针关元，补之。

尺脉涩，足胫逆冷，小便赤。宜服附子四逆汤，针足太冲，补之。

尺脉芤，下焦虚，小便去血。宜服竹皮生地黄汤，灸丹田、关元，亦针补之。

尺脉伏，小腹痛，癥疝，水谷不化。宜服大平胃丸、桔梗丸，针关元，补之。桔梗丸一云结肠丸。

尺脉沉，腰背痛。宜服肾气丸，针京门，补之。

尺脉濡，苦小便难《千金》云：脚不收风痹。宜服瞿麦汤、白鱼散，针关元，泻之。

尺脉迟，下焦有寒。宜服桂枝丸，针气海、关元，补之。

尺脉实，小腹痛，小便不禁。宜服当归汤，加大黄一两,以利大便;针关元,补之,止小便。

尺脉牢,腹满,阴中急。宜服葶苈子茱萸丸,针丹田、关元、中极。

上下部尺脉十六条。

平奇经八脉病第四

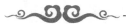

脉有奇经八脉者,何谓也?然:有阳维、阴维,有阳跷、阴跷,有冲、有督、有任、有带之脉,凡此八脉者,皆不拘于经,故曰奇经八脉也。经有十二,络有十五,凡二十七,气相随上下,何独不拘于经也?然:圣人图设沟渠,通利水道,以备不虞。天雨降下,沟渠溢满,滂沛妄行,当此之时,圣人不能复图也。此络脉流溢,诸经不能复拘也。

奇经八脉者,既不拘于十二经,皆何起何系也?然:阳维者,起于诸阳之会;阴维者,起于诸阴之交。阳维、阴维者,维络于身,溢蓄不能环流溉灌诸经者也。阳跷者,起于跟中,循外踝而上行,入风池。阴跷者,亦起于跟中,循内踝而上行,至咽喉,交贯冲脉。冲脉者,起于关元,循腹里直上,至咽喉中。一云:冲脉者,起于气冲,并阳明之经,夹脐上行,至胸中而散也。督脉者,起于下极之输,并于脊里,循背上,至风府。冲脉者,阴脉之海也;督脉者,阳脉之海也。任脉者,起于胞门子户,夹脐上行,至胸中。一云:任脉者,起于中极之下,以上毛际,循腹里,上关元,至喉咽。带脉者,起于季肋。《难经》作季胁,回身一周。此八者,皆不系于十二经,故曰奇经八脉者也。

奇经之为病何如? 然:阳维维于阳,阴维维于阴。阴阳不能相维,怅然失志,容容《难经》作溶溶不能自收持。怅然者,其人惊,即维脉缓,缓即令身不能自收持,即失志善忘恍惚也。阳维为病,苦寒热;阴维为病,苦心痛。阳维为卫,卫为寒热。阴维为荣,荣为血,血者主心,故心痛也。阴跷为病,阳缓而阴急。阴跷在内踝,病即其脉急,当从内踝以上急,外踝以上缓。阳跷为病,阴缓而阳急。阳跷在外踝,病即其脉急,其人当从外踝以上急,内踝以上缓。冲之为病,逆气而里急。冲脉从关元至喉咽,故其为病逆气而里急。督之为病,脊强而厥。督脉在背,病即其脉急,故令脊强也。任之为病,其内苦结,男子为七疝,女子为瘕聚。任脉起于胞门子户,故其病结为七疝、瘕聚。带之为病,苦腹满,腰容容《难经》作溶溶若坐水中状。带脉者,回带人之身体,病即其脉缓,故令腰容容也。此奇经八脉之为病也。

诊得阳维脉浮者,暂起目眩,阳盛实,苦肩息,洒洒如寒。

诊得阴维脉沉大而实者,苦胸中痛,胁下支满,心痛。

诊得阴维如贯珠者,男子两胁实,腰中痛;女子阴中痛,如有疮状。

诊得带脉，左右绕脐腹腰脊痛，冲阴股也。

两手脉浮之俱有阳，沉之俱有阴，阴阳皆实盛者，此为冲、督之脉也。冲、督之脉者，十二经之道路也。冲、督用事则十二经不复朝于寸口，其人皆苦恍惚狂痴，不者，必当由豫，有两心也。两手阳脉浮而细微，绵绵不可知，俱有阴脉，亦复细绵绵，此为阴跷、阳跷之脉也。此家曾有病鬼魅风死，苦恍惚，亡人为祸也。

诊得阳跷，病拘急；阴跷，病缓。

尺寸俱浮，直上直下，此为督脉。腰背强病，不得俯仰，大人癫病，小人风痫疾。

脉来中央浮，直上下痛者，督脉也。动苦腰背膝寒，大人癫，小儿痫也，灸顶上三丸。正当顶上。

尺寸脉俱牢—作芤，直上直下，此为冲脉。胸中有寒疝也。

脉来中央坚实，径至关者，冲脉也。动苦少腹痛，上抢心，有瘕疝，绝孕，遗矢溺，胁支满烦也。

横寸口边丸丸，此为任脉。苦腹中有气如指，上抢心，不得俯仰，拘急。

脉来紧细实长至关者，任脉也。动苦少腹绕脐，下引横骨，阴中切痛。取脐下三寸。

新刊王氏脉经卷第三

朝散大夫守光禄卿直秘阁判登
闻检院上护军臣林亿等类次

肝胆部第一

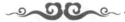

肝象木_{肝于五行象木}，与胆合为腑_{胆为清净之腑}。其经足厥阴_{厥阴肝脉}，与足少阳为表里。_{少阳，胆脉也，脏阴腑阳，故为表里。}其脉弦_{弦，肝脉之大形也}，其相冬三月_{冬水王木相}，王春三月，废夏三月_{夏火王木废}，囚季夏六月_{季夏土王木囚}，死秋三月_{秋金王木死}。其王日甲乙，王时平旦、日出_{并木也}。其困日戊己，困时食时、日昳_{并土也}。其死日庚辛，死时晡时、日入_{并金也}。其神魂_{肝之所藏者魂}，其主色，其养筋_{肝气所养者筋}，其候目_{肝候出目，故肝实则目赤}，其声呼，其色青，其臭臊，_{《月令》云：其臭膻。}其液泣_{泣出肝}，其味酸，其宜苦_{苦，火味也}，其恶辛_{辛，金味}。肝俞在背第九椎，募在期门_{直两乳下二肋端}；胆俞在背第十椎，募在日月_{穴在期门下五分}。

上新撰并出《素问》诸经。昔人撰集，或混杂相涉，烦而难了，今抄事要分别五脏各为一部。

冬至之后得甲子。少阳起于夜半，肝家王。冬至者，岁终之节。甲子日者，阴阳更始之数也。少阳，胆也，胆者，木也，生于水，故起夜半；其气常微少，故言少阳。云夜半子者，水也。肝者，东方木，肝与胆为脏腑，故王东方，应木行也。万物始生，其气来软而弱，宽而虚，春少阳气，温和软弱，故万物日生焉。故脉为弦。肝气养于筋。故其脉弦强，亦法木体强也。软即不可发汗，弱即不可下。宽者开，开者通，通者利，故名曰宽而虚。言少阳始起尚软弱，入荣卫腠理开通，发即汗出不止；不可下，下之而泄利不禁。故言宽虚、通利也。春以胃气为本，不可犯也。胃者，土也，万物禀土而生，胃以养五脏，于肝王以胃气为本也。不可犯者，不可伤也。

上四时经。

黄帝问曰：春脉如弦，何如而弦？岐伯曰：春脉肝也，东方木也，万物之所以始生也，故其气来濡弱轻虚而滑，端直以长，故曰弦。反此者病。黄帝曰：何如而反？岐伯曰：其气来实而强，此谓太过，病在外；其气来不实而微，此谓不及，病在中。黄帝曰：春脉太过与不及，其病皆何如？岐伯曰：太过则令人善忘忘当作怒，忽忽眩冒而癫疾；不及则令人胸胁痛引背，下则两胁胠满。黄帝曰：善。

肝脉来濡弱招招，如揭竿末梢，曰平。《巢源》云：绰绰如按琴瑟之弦，如揭长竿曰平。春以胃气为本。肝脉来盈实而滑，如循长竿，曰肝病。肝脉来急而益劲，如新张弓弦，曰

脉

经

肝死。

真肝脉至，中外急，如循刀刃，责责然《巢源》云：赜赜然，如按琴瑟弦，色青白不泽，毛折，乃死。

春胃微弦曰平，弦多胃少曰肝病；但弦无胃曰死。有胃而毛，曰秋病；毛甚，曰今病。

肝藏血，血舍魂。悲哀动中则伤魂，魂伤则狂妄不精，不敢正当人。不精不敢正当人，一作其精不守，令人阴缩。阴缩而筋挛，两胁骨不举，毛悴色夭，死于秋。

春肝木王，其脉弦细而长，名曰平脉也。反得浮涩而短者《千金》云：微涩而短，是肺之乘肝，金之克木，为贼邪，大逆，十死不治。一本云：日、月、年数至三，忌庚辛。反得洪大而散者，《千金》云：浮大而洪，是心之乘肝，子之扶母，为实邪，虽病自愈。反得沉濡而滑者，是肾之乘肝，母之归子，为虚邪，虽病易治。反得大而缓者，是脾之乘肝，土之陵木，为微邪，虽病即差。

肝脉来濯濯如倚竿，如琴瑟之弦，再至，曰平；三至，曰离经，病；四至，脱精；五至，死；六至，命尽。足厥阴脉也。

肝脉急甚，为恶言；微急，为肥气，在胁下若覆杯，缓甚为善呕；微缓为水瘕痹；大甚为内痈，善呕衄；微大，为肝痹，阴缩，欬引少腹；小甚为多饮；微小为消瘅；滑甚为癫疝；微滑为遗溺；涩甚为淡饮；微涩为瘛疭挛筋。

足厥阴气绝则筋缩，引卵与舌。厥阴者，肝脉也。肝者,筋之合也。筋者,聚于阴器而脉络于舌本。故脉弗营则筋缩急,筋缩急则引舌与卵。故唇青、舌卷、卵缩,则筋先死。庚笃辛死,金胜木也。

肝死脏,浮之脉弱,按之中如索不来,或曲如蛇行者,死。

上《素问》、《针经》、张仲景。

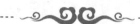

心小肠部第二

心象火,与小肠合为腑<small>小肠为受盛之腑也</small>。其经手少阴<small>手少阴心脉也</small>,与手太阳为表里<small>手太阳小肠脉也</small>。其脉洪<small>洪,心脉之大形</small>,其相春三月<small>木王火相</small>,王夏三月,废季夏六月,囚秋三月<small>金王火囚</small>,死冬三月<small>水王火死</small>。其王日丙丁,王时禺中、日中;其困日庚辛,困时晡时、日入,其死日壬癸,死时人定、夜半。其藏神<small>心之所藏者神也</small>,其主臭,其养血<small>心气所养者血</small>,其候舌,其声言<small>言由心出,故主言</small>,其色赤,其臭焦,其液汗,其味苦,其宜甘<small>甘,脾味也</small>,其恶咸<small>咸,肾味也</small>。心俞在背第五椎<small>或云第七椎</small>,募在巨阙<small>在心下一寸</small>,小肠俞在背第十八椎,募在关元<small>脐下三寸</small>。

上新撰。

心者南方火,<small>心主血</small>,其色赤,故以夏王于南方,应火行。万物洪盛，垂枝布叶，皆下垂如曲，故名曰钩。心王之时，太阳用事，故草木茂盛，枝叶布舒，皆下垂曲。故谓之钩也。心脉洪大而长，洪则卫气实，实则气无从出。脉洪者卫气实，卫气实则腠理密，密则气无从出。大则荣气萌，萌洪相薄，可以发汗，故名曰长。荣者血也，萌当为明字之误耳，血王故明且大也。荣明卫实，当须发动，通其津液也。长洪相得，即引水浆，溉灌经络，津液皮肤。夏热阳气盛，故其人引水浆，润灌肌肤，以养皮毛，犹草木须雨泽以长枝叶。太阳洪大，皆是母躯，幸得戊己，用牢根株。太阳夏火，春木为其母。阳得春始生，名曰少阳。到夏洪盛，名曰太阳，故言是母躯也。戊己土也，土为火子，火王即土相，故用牢根株也。阳气上出，汗见于头。五月枯葬，胞中空虚，医反下之，此为重虚也。月当为内，葬当为干，枯燥也。皆字误耳。内字似月，由来远矣，遂以传焉。人头者，诸阳之会。夏时饮水浆，上出为汗，先从头流于身躯，以实其表，是以五内干枯，燥则胞中空虚，津液少也。胞者膀胱，津液之腑也。愚医不晓，故反下之，令重虚也。脉浮有表无里，阳无所使。阳盛脉浮，宜发其汗，而反下之，损于阴气。阳为表，阴为里。《经》言：阳为阴使，阴为阳守，相须而行。脉浮，故无里也。治之错逆，故令阴阳离别，不能复相朝使。不但危身，并中其母。言下之，不但伤心，并复中肝。

上四时经。

黄帝问曰：夏脉如钩，何如而钩？岐伯曰：夏脉心也，南方火也，万物之所以盛长也。故其气来盛去衰，故曰钩，反此者病。黄帝曰：何如而反？岐伯曰：其气来盛去亦盛,此谓太过,病在外;其来不盛去反盛,此谓不及,病在中。黄帝曰:夏脉太过与不及,其病皆何如?岐伯曰:太过则令人身热而肤痛,为浸淫;不及则令人烦心,上见欬唾,下为气泄。帝曰:善。

心脉来累累如连珠,如循琅玕,曰平。夏以胃气为本。心脉来,喘喘《甲乙》作累累连属,其中微曲,曰心病。心脉来前曲后居,如操带钩,曰心死。

真心脉至,坚而搏,如循薏苡子,累累然,其色赤黑不泽,毛折,乃死。夏胃微钩曰平,钩多胃少曰心病,但钩无胃曰死。胃而有石曰冬病,石甚曰今病。

心藏脉,脉舍神。怵惕思虑则伤神,神伤则恐惧自失,破䐃脱肉,毛悴色夭,死于冬。

夏心火王,其脉洪《千金》作浮大而洪大而散,名曰平脉。反得沉濡而滑者,是肾之乘心,水之克火,为贼邪,大逆,十死不治。一本云:日、月、年数至二,忌壬癸。反得大而缓者,是脾之乘心,子之扶母,为实邪,虽病自愈。反得弦细而长者,是肝之乘心,母之归子,为虚邪,虽病易治。反得浮《千金》浮作微涩而短者,是肺之乘心。金之陵火,为微邪,虽病即差。

心脉来累累如贯珠滑利,再至,曰平;三至,曰离经,病;四至,脱精;五至,死;六至,命尽。手少阴脉。

心脉急甚,为瘛疭;微急,为心痛引背,食不下。缓甚为狂笑；微缓，为伏梁，在心下，上下行，时唾血。大甚，为喉介；微大，为心痹引背，善泪出。小甚，为善哕；微小，为消瘅。滑甚，为善渴，微滑，为心疝引脐，少腹鸣；涩甚，为喑；微涩，为血溢，维厥，耳鸣，巅疾。

手少阴气绝则脉不通。少阴者，心脉也。心者，脉之合也。脉不通则血不流，血不流则发色不泽，故其面黑如漆柴者，血先死。壬笃癸死，水胜火也。

心死脏，浮之脉实，如豆麻击手，按之益躁疾者，死。

上《素问》、《针经》、张仲景。

脾胃部第三

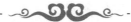

脾象土，与胃合为腑胃为水谷之腑。其经足太阴太阴，脾之脉也，与足阳明为表里阳明胃脉。其脉缓缓，脾脉之大形也，其相夏三月火王土相，王季夏六月，废秋三月，囚冬三月，死春三月。其王日戊己，王时食时、日昳；困日壬癸，困时人定、夜半；其死日甲乙，死时平旦、日出并木时也。其神意，其主味，其养肉，其候口，其声歌，其色黄，其臭香，其液涎，其味甘，其宜辛，其恶酸。脾俞在背第十一椎，募在章门季肋端是。胃俞在背第十二椎，募在太仓。

上新撰。

脾者土也。敦而福，敦者，厚也，万物众色不同。脾主水谷，其气微弱，水谷不化。脾为土行，王于季夏，土性敦厚，育养万物。当此之时，草木备具，枝叶茂盛，种类众多，或青、黄、赤、白、黑色，各不同矣。故名曰德福者广土生养万物，当此之时，脾则同禀诸脏，故其德为广大。万物悬根住茎，其叶在巅，蜎蜚蠕动，蚑蟜喘息，皆蒙土恩。悬根住茎，草木之类也。其次则蛾蚋几微之虫，因阴阳气变化而生者也。喘息，有血脉之类也。言普天之下，草木昆虫，无不被蒙土之恩福也。德则为缓，恩则为迟，故令太阴脉缓而迟，尺寸不同。太阴脾也，言脾王之时脉缓而迟。尺寸不同者，尺迟而寸缓也。酸咸苦辛，大—作太沙—作涉，又作妙而生，互行其时，而以各行，皆不群行，尽可常服。肝酸、肾咸、心苦、肺辛涩，皆四脏之味也。脾主调和五味以禀四脏，四脏受味于脾，脾王之时，其脉沙—作涉，又作妙达于肌肉之中，互行人身躯，乃复各行，随其四肢，使其气周匝，荣诸脏腑，以养皮毛，皆不群行至一处也。故言尽可常服也。土寒则温，土热则凉。冬阳气在下，土中温暖。夏阴气在下，土中清凉。脾气亦然。土有一子，名之曰金，怀挟抱之，不离其身。金乃畏火，恐热来熏，遂弃其母，逃归水中，水自金子，而藏火神，闭门塞户，内外不通，此谓冬时也。阳气在中，阳为火行，金性畏火，故恐熏之，金归水中而避火也。母子相得益盛。闭塞不通者，言水气充实，金在其中，此为强固，火无复得往克之者，神秘之类也。土亡其子，其气衰微，水为洋溢，浸渍为池—作其地。走击皮肤，面目浮肿，归于四肢。此为脾之衰损。土以防水，今土弱而水强，故水得陵之而妄行。愚医见水，直往下之，虚脾空胃，水遂居之,肺为喘浮。脾胃已病,宜扶养其气,通利水道。愚医不晓而往下之,此为重伤,水气遂更陵之,上侵胸中,肺得水而浮,故言喘浮。肝反畏肺,故下沉没。肺金肝木,此为相克,肺浮则实,必复克肝,故畏之沉没于下。下有荆棘,恐伤其身,避在一边,以为水流。荆棘,木之类。肝为木,今没在下,则为荆棘。其身,脾也。脾为土,土畏木,是以避在下一边,避木也。水流者,水之流路也。土本克水而今微弱,又复触木,无复制水,故水得流行。心衰则伏,肝微则沉,故令脉伏而沉。心火肝木,火则畏水而木畏金,金水相得,其气则实,克于肝心,故令二脏衰微,脉为沉伏也。工医来占,固转孔穴,利其溲便,遂通水道,甘液下流。亭其阴阳,喘息则微,汗出正流。肝著其根,心气因起,阳行四肢,肺气亭亭,喘息则安。转孔穴者,诸脏之荣井转治其顺。甘液,脾之津液。亭其阴阳,得复其常所,故荣卫开通,水气消除,肝得还著其根株。肝心为母子,肝著则心气得起,肺气平调,故言亭亭,此为端好之类。肾为安声,其味为咸。肺主声,肾为其子,助于肺,故言安声。咸,肾味也。倚坐母败,涝臭如腥。金为水母,而归水中,此为母往从子,脾气反虚,五脏犹此而相克贼,倚倒致败宅涝臭而腥,故云然也。土得其子,则成为山。金得其母,名曰丘矣。

上四时经。

黄帝曰:四时之序,逆顺之变异也,然脾脉独何主?岐伯曰:脾者土也,孤脏以灌四傍者也。曰:然则脾善恶可得见乎?曰:善者不可见,恶者可见。曰:恶者何如?曰:其来如水之流者,此谓太过,病在外;如鸟之喙,此谓不及,病在中。太过则令人四肢沉重不举;其不及,则令人九窍壅塞不通,名曰重强。

脾脉来而和柔相离,如鸡足践地,曰平。长夏以胃气为本。脾脉来实而盈数,如鸡举足,曰脾病。脾脉来坚兑,如乌之喙,如鸟之距,如屋之漏,如水之溜,曰脾死。

真脾脉至,弱而乍疏乍散—作数,色青黄不泽,毛折,乃死。

长夏胃微濡弱,曰平。弱多胃少,曰脾病;但代无胃,曰死。濡弱有石,曰冬病;石甚,曰今病。

脾藏荣,荣舍意,愁忧不解则伤意,意伤则闷乱,四肢不举,毛悴色夭,死于春。

六月季夏建未,坤未之间土之位,脾王之时。其脉大,阿阿而缓,名曰平脉。反得弦细而长者,是肝之乘脾,木之克土,为贼邪,大逆,十死不治。反得浮《千金》浮作微,涩而短者,是肺之乘脾,子之扶母,为实邪,虽病自愈。反得洪大而散者《千金》作浮大而洪,是心之乘脾,母之归子,为虚邪,虽病易治。反得沉濡而滑者,肾之乘脾,水之陵土,为微邪,虽病即差。

脾脉苌苌而弱《千金》苌苌作长长,来疏去数,再至,曰平;三至,曰离经,病;四至,脱精;五至,死;六至命尽。足太阴脉也。

脾脉急甚,为瘈疭;微急,为脾中满,食饮入而还出,后沃沫。缓甚,为痿厥;微缓,为风痿,四肢不用,心慧然若无病。大甚,为击仆;微大,为疝气,裏大脓血,在肠胃之外;小甚,为寒热;微小,为消瘅。滑甚,为癫癃;微滑,为虫毒蛔,肠鸣热。涩甚,为肠癫;微涩,为内溃,多下脓血也。

足太阴气绝,则脉不营其口唇。口唇者,肌肉之本也。脉不营则肌肉濡,肌肉濡则人中满,人中满则唇反,唇反者肉先死。甲笃乙死,木胜土也。

脾死脏,浮之脉大缓—作坚,按之中如覆杯,絜絜,状如摇者,死。一云絷絷状如炙肉。

上《素问》、《针经》、张仲景。

肺大肠部第四

肺象金,与大肠合为腑大肠为传导之腑也。其经手太阴手太阴肺脉也,与手阳明为表里手阳明大肠脉也。其脉浮浮,肺脉之大形也。其相季夏六月季夏土王金相。其王秋三月,废冬三月,囚春三月,死夏三月夏火王金死。其王日庚辛,王时晡时、日入;其困日甲乙,困时平旦、日出;其死日丙丁,死时禺中、日中。其神魄,其主声,其养皮毛,其候鼻,其声哭,其色白,其臭腥,其液涕,其味辛,其宜咸,其恶苦。

肺俞在背第三椎或云第五椎也，募在中府直两乳上下肋间。大肠俞在背第十六椎，募在天枢侠脐傍各一寸半。

上新撰。

肺者西方金，万物之所终。金性刚，故王西方，割断万物，万物是以皆终于秋也。宿叶落柯，萋萋枝条，其机然独在。其脉为微浮毛，卫气迟，萋萋者，零落之貌也，言草木宿叶得秋随风而落，但有枝条机然独在。此时阳气则迟，脉为虚微如毛也，荣气数。数则在上，迟则在下，故名曰毛。诸阳脉数，诸阴脉迟，荣为阴，不应数，反言荣气数，阴得秋节而升转为阳位，故一时数而在上也。此时阴始用事，阳即下藏，其气反迟，是以肺脉数散如毛也。阳当陷而不陷，阴当升而不升，为邪所中。阴阳交易，则不以时定，二气感激，故为风寒所中。阳中邪则卷，阴中邪则紧，卷则恶寒，紧则为栗，寒栗相薄，故名曰疟。弱则发热，浮乃来出。卷者，其人拘卷也，紧者，脉紧也。此谓初中风寒之时，脉紧，其人则寒，寒止而脉更微弱，弱则其人发热，热止则脉浮，浮者，疟解王脉出也。旦中旦发，暮中暮发。言疟发皆随其初中风邪之时也。脏有远近，脉有迟疾，周有度数，行有漏刻。脏，谓人五脏，肝心脾肺肾也。心肺在膈上，呼则其气出，是为近，呼为阳，其脉疾。肾肝在膈下，吸则其气入，是为远也。吸为阴，其脉迟。度数，谓经脉之长短。周身行者，荣卫之行也。行阴、阳各二十五度，为一周也，以应漏下百刻也。迟在上，伤毛采；数在下，伤下焦。中焦有恶则见，有善则匿。秋则阳气迟，阴气数。迟当在下，数当在上，随节变，故言伤毛采也。人之皮毛，肺气所行。下焦在脐下，阴之所治也，其脉应迟，今反数，

脉

故言伤下焦。中焦，脾也，其平善之时脉常自不见，衰乃见耳。故云有恶
则见也。阳气下陷，阴气则温。言阳气下陷，温养诸脏。阳反
在下，阴反在巅，故名曰长而且留。阴阳交代，各顺时节，人血
脉和平，言可长留竟一时。

经

上四时经。

黄帝问曰：秋脉如浮，何如而浮？岐伯对曰：秋脉肺
也，西方金也，万物之所以收成也。故其气来轻虚而浮，
其气来急去散，故曰浮。反此者病。黄帝曰：何如而反？
岐伯曰：其气来毛而中央坚，两傍虚，此谓太过，病在外；
其气来毛而微，此谓不及，病在中。黄帝曰：秋脉太过与
不及，其病何如？岐伯曰：太过则令人气逆而背痛温温
《内经》温温作愠愠然；不及则令人喘，呼吸少气而欬，上气见
血，下闻病音。

肺脉来厌厌聂聂，如落榆荚，曰肺平。秋以胃气为
本。《难经》云：厌厌聂聂，如循榆叶，曰春平脉。蔼蔼如车盖，按之益
大，曰秋平脉。肺脉来不上不下，如循鸡羽，曰肺病《巢源》无
不字。肺脉来如物之浮，如风吹毛，曰肺死。

真肺脉至，大而虚，如以毛羽中人肤，色赤白不泽，毛
折，乃死。

秋胃微毛，曰平；毛多胃少，曰肺病；但毛无胃，曰死。
毛而有弦，曰春病；弦甚，曰今病。

肺藏气，气舍魄。喜乐无极则伤魄，魄伤则狂，狂者

意不存人，皮革焦，毛悴色夭，死于夏。

秋金肺王。其脉浮《千金》浮作微涩而短，曰平脉。反得洪大而散者《千金》作浮大而洪，是心之乘肺，火之克金，为贼邪，大逆，十死不治。一本云：日、月、年数至四，忌丙丁。反得沉濡而滑者，是肾之乘肺，子之扶母，为实邪，虽病自愈。反得大而缓者，是脾之乘肺，母之归子，为虚邪，虽病易治。反得弦细而长者，是肝之乘肺，木之陵金，为微邪，虽病即差。

肺脉来泛泛轻如微风吹鸟背上毛，再至，曰平；三至，曰离经，病；四至，脱精；五至，死；六至，命尽。手太阴脉也。

肺脉急甚，为癫疾；微急，为肺寒热，怠堕，欬唾血，引腰背胸，苦鼻息肉不通。缓甚，为多肝；微缓，为痿偏风一作漏风，头以下汗出不可止。大甚，为胫肿；微大，为肺痹，引胸背，起腰内。小甚，为飧泄；微小，为消瘅。滑甚，为息贲，上气；微滑，为上下出血。涩甚，为呕血；微涩，为鼠瘘，在颈支掖之间，下不胜其上，其能喜酸。

手太阴气绝则皮毛焦。太阴者，行气温皮毛者也，气弗营则皮毛焦，皮毛焦则津液去，津液去则皮节伤，皮节伤者则爪爪字一作皮枯毛折，毛折者则气气字一作毛先死。丙笃丁死，火胜金也。

肺死脏，浮之虚，按之弱如葱叶，下无根者，死。

上《素问》、《针经》、张仲景。

肾膀胱部第五

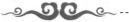

肾象水，与膀胱合为腑_{膀胱为津液之腑}。其经足少阴_{足少阴肾脉也}，与足太阳为表里_{足太阳膀胱脉也}。其脉沉_{沉，肾脉之大形也}，其相秋三月_{秋金王水相}。其王冬三月，废春三月，囚夏三月，其死季夏六月。其王日壬癸，王时人定、夜半；其困日丙丁，困时禺中、日中；其死日戊己，死时食时、日昳。其神志_{肾之所藏者志也}，其主液，其养骨，其候耳，其声呻，其色黑，其臭腐，其液唾，其味咸，其宜酸，其恶甘。肾俞在背第十四椎，募在京门；膀胱俞在背第十九椎，募在中极_{横骨上一寸，在脐下五寸前陷者中}。

上新撰。

肾者北方水，万物之所藏。_{冬则北方用事，王在三时之后，肾在四脏之下，故王北方也。万物春生、夏长、秋收、冬藏。}百虫伏蛰，_{冬伏蛰不食之虫，言有百种也。}阳气下陷，阴气上升。阳气中出，阴气烈为霜，遂不上升，化为雪霜，猛兽伏蛰，蜾虫匿藏。_{阳气下陷者，谓降于土中也。其气犹越而升出，阴气在上寒盛，阳气虽升出而不能自致，因而化作霜雪。或谓阳气中出，是十月则霜降。猛兽伏蛰者，盖谓龙蛇冬时而潜处。蜾虫，无毛甲者，得寒皆伏蛰，逐阳气所在，如此避冰霜，自温养也。}其脉为沉。沉为阴，在里，不可发汗，发则蜾虫出，见其霜雪。阳气在下，故冬脉沉，温养于脏腑，此为里实而表虚，复从外发其汗，此为逆治，非其法也。犹百虫伏蛰之时，而反出土见于冰霜，必死不疑。逆治者死，此之谓也。**阴气在表，阳气在脏，慎不可下，下之者伤脾，脾土弱即水气妄行。**阳气在下，温养诸脏、故不可下也。下之既损于阳气，而脾胃复伤。土以防水，而今反伤之。故令水得盈溢而妄行也。**下之者，如鱼出水，蛾入汤。**言治病逆，则杀人，如鱼出水，蛾入汤火之中，立死。**重客在里，慎不可熏，熏之逆客，其息则喘。**重客者，犹阳气也，重者，尊重之貌也。阳位尊处于上，今一时在下，非其常所，故言客也。熏谓烧针，及以汤火之辈熏发其汗，如此则客热从外入，与阳气相薄，是为逆也。气上熏胸中，故令喘息。**无持客热，令口烂疮。**无持者，无以汤火发熏其汗也。熏之则火气入里为客热，故令其口生疮。**阴脉且解，血散不通，正阳遂厥，阴不往从。**血行脉中，气行脉外，五十周而复会，如环之无端也。血为阴，气为阳，相须而行。发其汗，使阴阳离别，脉为解散，血不得通。厥者，逆也，谓阳气逆而不复相朝使。治病失所，故阴阳错逆，可不慎也。**客热狂入，内为结胸。**阴阳错乱，外热狂入，留结胸中也。**脾气遂弱，清溲痢通。**脾主水谷，其气微弱，水谷不化，下痢不息。清者，厕也，溲从水道出，而反清溲者，是谓下痢至厕也。

上四时经。

黄帝问曰：冬脉如营，何如而营？岐伯对曰：冬脉肾也，北方水也，万物之所以合藏，故其气来沉以搏《甲乙》作濡，故曰营。反此者病。黄帝曰：何如而反？岐伯曰：其

脉

经

气来如弹石者，此谓太过，病在外；其去如数者，此谓不及，病在中。黄帝曰：冬脉太过与不及，其病皆如何？岐伯曰：太过则令人解㑊，脊脉痛而少气，不欲言；不及则令人心悬如病饥，䏚中清，脊中痛，少腹满，小便黄赤。

肾脉来喘喘累累如钩，按之而坚，曰肾平。冬以胃气为本。肾脉来如引葛，按之益坚，曰肾病。肾脉来发如夺索，辟辟如弹石，曰肾死。

真肾脉至，搏而绝，如以指弹石，辟辟然，色黄黑不泽，毛折，乃死。

冬胃微石，曰平；石多胃少，曰肾病；但石无胃，曰死。石而有钩，曰夏病；钩甚，曰今病。凡人以水谷为本，故人绝水谷则死，脉无胃气亦死。所谓无胃气者，但得真脏脉，不得胃气也。所谓脉不得胃气者，肝但弦，心但钩，胃但弱，肺但毛，肾但石也。

肾藏精，精舍志。盛怒而不止则伤志，伤志则善忘其前言，腰脊痛，不可以俯仰屈伸，毛悴色夭，死于季夏。

冬肾水王，其脉沉濡而滑，曰平脉。反得大而缓者，是脾之乘肾，土之克水，为贼邪，大逆，十死不治。一本云：日、月、年数至一，忌戊己。反得弦细而长者，是肝之乘肾，子之扶母，为实邪，虽病自愈。反得浮《千金》作微涩而短者，是肺之乘肾，母之归子，为虚邪，虽病易治。反得洪大而散者《千金》作浮大而洪，是心之乘肾，火之陵水，为微邪，虽病即差。

肾脉沉细而紧，再至，曰平；三至，曰离经，病；四至，脱精；五至，死；六至，命尽。足少阴脉也。

肾脉急甚，为骨痿、癫疾；微急，为奔豚、沉厥，足不收，不得前后。缓甚，为折脊；微缓，为洞下，洞下者食不化，入咽还出。大甚，为阴痿；微大，为石水，起脐下以至小腹肿，垂垂然，上至胃管，死不治；小甚，为洞泄；微小，为消瘅。滑甚，为癃癫；微滑，为骨痿，坐不能起，目无所见，视见黑花。涩甚，为大痈；微涩，为不月水，沉痔。

足少阴气绝则骨枯。少阴者，冬脉也，伏行而濡骨髓者也。故骨不濡则肉不能著骨也，骨肉不相亲则肉濡而却，肉濡而却故齿长而垢《难经》垢字作枯，发无泽。发无泽者，骨先死。戊笃己死，土胜水也。

肾死脏，浮之坚，按之乱如转丸，益下入尺中者，死。

上《素问》、《针经》、张仲景。

新刊王氏
脉经卷第四

朝散大夫守光禄卿直秘阁判登闻检院

上护军臣林亿等类次

辨三部九候脉证第一

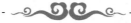

经言:所谓三部者,寸、关、尺也;九候者,每部中有天、地、人也。上部主候从胸以上至头,中部主候从膈以下至气街,下部主候从气街以下至足。浮、沉、牢、结、迟、疾、滑、涩,各自异名,分理察之,勿怠观变,所以别三部九候,知病之所起。审而明之,针灸亦然也。故先候脉寸中寸中,一作寸中于九。浮在皮肤,沉细在里。昭昭天道,可得长久。

上部之候,牢、结、沉、滑,有积气在膀胱。微细而弱,卧引里急,头痛,欬嗽,逆气上下。心膈上有热者,口干渴燥。病从寸口,邪入上者,名曰解。脉来至,状如琴弦,苦少腹痛,女子经月不利,孔窍生疮;男子病痔,左右胁下有疮。

上部不通者，苦少腹痛，肠鸣。寸口中虚弱者，伤气，气不足。大如桃李实，苦痹也。寸口直上者，逆虚也。如浮虚者，泄利也。

中部脉结者，腹中积聚。若在膀胱、两胁下，有热。脉浮而大，风从胃管入，水胀，干呕，心下澹澹，如有桃李核。胃中有寒，时苦烦、痛、不食，食即心痛，胃胀支满，膈上积。胁下有热，时寒热淋露。脉横出上者，胁气在膀胱，病即著。右横关入寸口中者，膈中不通，喉中咽难。刺关元，入少阴。

下部脉者，其脉来至浮大者，脾也。与风集合，时上头痛，引腰背，小滑者，厥也，足下热，烦满，逆上抢心，上至喉中，状如恶肉，脾伤也。病少腹下，在膝、诸骨节间，寒清不可屈伸；脉急如弦者，筋急，足挛结者，四肢重。从尺邪入阳明者，寒热也。大风邪入少阴，女子漏白下赤，男子溺血，阴萎不起，引少腹痛。

人有三百六十脉，法三百六十日。三部者，寸、关、尺也。尺脉为阴，阴脉常沉而迟；寸、关为阳，阳脉俱浮而速。气出为动，入为息。故阳脉六息七息十三投，阴脉八息七息十五投，此其常也。

二十八脉相逐上下，一脉不来，知疾所苦。尺胜治下，寸胜治上，尺寸俱平治中央。脐以上阳也，法于天；脐以下阴也，法于地；脐为中关。头为天，足为地。有表无里,邪之所止,得鬼病。何谓有表无里?寸尺为表,关为里,两头有脉,关中绝不至也。尺脉上不至关为阴绝,寸脉下不至关为阳绝。阴绝而阳微,死不治。三部脉或至或不至,冷气在胃中,故令脉不通也。

上部有脉,下部无脉,其人当吐,不吐者,死。上部无脉,下部有脉,虽困无所苦。所以然者,譬如人之有尺,树之有根,虽枝叶枯槁,根本将自生,木有根本,即自有气,故知不死也。寸口脉平而死者,何也? 然:诸十二经脉者,皆系于生气之原。所谓生气之原者,非谓十二经之根本也,谓肾间动气也。此五脏六腑之本,十二经之根,呼吸之门,三焦之原,一名守邪之神也。故气者,人根本也,根绝则茎枯矣。寸口脉平而死者,生气独绝于内也。肾间动气,谓左为肾,右为命门。命门者,精神之所舍,原气之所系也,一名守邪之神。以命门之神固守,邪气不得妄入,入即死矣。此肾气先绝于内,其人便死。其脉不复,反得动病也。

岐伯曰:形盛脉细,少气不足以息者,死;形瘦脉大,胸中多气者,死。形气相得者,生;参伍不调者,病。三部九候皆相失者,死。上下左右之脉相应如参舂者,病甚;上下左右相失不可数者,死。中部之候虽独调,与众脏相失者,死;中部之候相减者,死。目内陷者,死。

黄帝曰:冬阴夏阳奈何? 岐伯曰:九候之脉皆沉细悬绝者,为阴,主冬,故以夜半死;盛躁喘数者,为阳,主夏,故以日中死。是故寒热者,平旦死;热中及热病者,日中死;病风者,以日夕死;病水者,以夜半死;其脉乍数乍疏乍迟乍疾者,以日乘四季死;形肉以脱,九候虽调,犹死。七诊虽见,九候皆顺者,不死。所言不死者,风气之病及经月之病,似七诊之病而非也,故言不死。若有七诊之病,其脉候亦败者,死矣。必发哕噫,必审问其所始病与今之所方病,而后各切循其脉,视其经络浮沉,以上下逆顺循之。其脉疾者,不病;其脉迟者,病;脉不往来者,死;皮肤著者,死。

两手脉,结上部者,濡;结中部者,缓;结三里者,豆起。弱反在关,濡反在巅。微在其上,涩反在下。微即阳气不足,沾热汗出;涩即无血,厥而且寒。

黄帝问曰:余每欲视色、持脉,独调其尺,以言其病,从外知内,为之奈何? 岐伯对曰:审其尺之缓、急、小、大、滑、涩,肉之坚脆,而病形变定矣。调之何如? 对曰:脉急者,尺之皮肤亦急;脉缓者,尺之皮肤亦缓;脉小者,尺之皮肤减而少;脉大者,尺之皮肤亦大;脉滑者,尺之皮肤亦滑;脉涩者,尺之皮肤亦涩。凡此六变,有微有甚。故善调尺者,不待于寸;善调脉者,不待于色。能参合行之,可为上工。

尺肤滑以淖泽者,风也;尺内弱,解㑊,安卧脱肉者,寒热也;尺肤涩者,风痹也;尺肤粗如枯鱼之鳞者,水淡饮也;尺肤热甚,脉盛躁者,病温也,其脉盛而滑者,汗且出;

尺肤寒甚,脉小一作急者,泄,少气;尺肤烟然烟然,《甲乙》作热炙人手,先热后寒者,寒热也;尺肤先寒,久持之而热者,亦寒热也;尺烟然热,人迎大者,尝夺血;尺紧人迎脉小甚,则少气;色白有加者,立死。

肘所独热者,腰以上热;肘前独热者,膺前热;肘后独热者,肩背热。肘后粗以下三四寸,肠中有虫;手所独热者,腰以上热;臂中独热者,腰腹热;掌中热者,腹中热;掌中寒者,腹中寒;鱼上白肉有青血脉者,胃中有寒。

诸浮、诸沉、诸滑、诸涩、诸弦、诸紧,若在寸口,膈以上病;若在关上,胃以下病;若在尺中,肾以下病。

寸口脉滑而迟,不沉不浮,不长不短,为无病。左右同法。

寸口太过与不及,寸口之脉,中手短者,曰头痛;中手长者,曰足胫痛;中手促上击者,曰肩背痛。

寸口脉浮而盛者,病在外。

寸口脉沉而坚者,病在中。

寸口脉沉而弱者,曰寒热一作气,又作中及疝瘕、少腹痛。

寸口脉沉而弱,发必堕落。

寸口脉沉而紧,苦心下有寒,时痛,有积聚。

寸口脉沉,胸中短气。

寸口脉沉而喘者,寒热。

寸口脉但实者，心劳。

寸口脉紧或浮，膈上有寒，肺下有水气。

脉紧而长过寸口者，注病。

脉紧上寸口者，中风。风头痛亦如之。《千金翼》云：亦为伤寒头痛。

脉弦上寸口者，宿食；降者，头痛。

脉来过寸入鱼际者，遗尿。

脉出鱼际，逆气喘息。

寸口脉，澉澉如羹上肥，阳气微；连连如蜘蛛丝，阴气衰。

寸口脉偏绝，则臂偏不遂；其人两手俱绝者，不可治。两手前部阳绝者，苦心下寒毒，喙中热。

关上脉浮而大，风在胃中，张口肩息，心下澹澹，食欲呕。

关上脉微浮，积热在胃中，呕吐蛔虫，心健忘。

关上脉滑而大小不匀，《千金》云：必吐逆。是为病方欲进，不出一二日复欲发动。其人欲多饮，饮即注利。如利止者，生；不止者，死。

关上脉紧而滑者，蛔动。

关上脉涩而坚，大而实，按之不减有力，为中焦实，有伏结在脾，肺气塞，实热在胃中。

关上脉襜襜大，而尺寸细者，其人必心腹冷积，癥瘕结聚,欲热饮食。

关上脉时来时去、乍大乍小、乍疏乍数者,胃中寒热,羸劣不欲饮食,如疟状。

尺脉浮者,客阳在下焦。

尺脉细微,溏泄,下冷利。

尺脉弱,寸强,胃络脉伤。

尺脉虚小者,足胫寒,痿痹脚疼。

尺脉涩,下血不利,多汗。《素问》又云:尺涩脉滑谓之多汗。

尺脉滑而疾,为血虚。

尺脉沉而滑者,寸白虫。

尺脉细而急者,筋挛,痹不能行。

尺脉粗,常热者,谓之热中,腰胯疼,小便赤热。

尺脉偏滑疾,面赤如醉,外热则病。

脉

经

平杂病脉第二

滑为实、为下又为阳气衰。数为虚、为热。浮为风、为虚。动为痛、为惊。

沉为水、为实又为鬼疰。弱为虚、为悸。

迟则为寒,涩则少血,缓则为虚,洪则为气一作热。紧则为寒,弦数为疟。

疟脉自弦,弦数多热,弦迟多寒。微则为虚,代散则死。

弦为痛痹—作浮为风痹,偏弦为饮,双弦则胁下拘急而痛,其人涩涩恶寒。

脉大,寒热在中。

伏者,霍乱。

安卧,脉盛,谓之脱血。

凡亡汗,肺中寒饮,冷水欬嗽,下利,胃中虚冷,此等其脉并紧。

浮而大者,风。

浮大者,中风,头重,鼻塞。

浮而缓,皮肤不仁,风寒入肌肉。

滑而浮散者,摊缓风。

滑者,鬼疰。

涩而紧,痹病。

浮洪大长者,风眩癫疾。

大坚疾者,癫病。

弦而钩,胁下如刀刺,状如蜚尸,至困不死。

紧而急者,遁尸。

洪大者,伤寒热病。

浮洪大者,伤寒。秋吉,春成病。

脉

经

浮而滑者,宿食。

浮滑而疾者,食不消,脾不磨。

短疾而滑,酒病。

浮而细滑,伤饮。

迟而涩,中寒,有癥结。

𫐋而紧,积聚,有击痛。

弦急,疝瘕,小腹痛,又为癖病—作痹病。

迟而滑者,胀。

盛而紧,曰胀。

弦小者,寒癖。

沉而弦者,悬饮,内痛。

弦数,有寒饮,冬夏难治。

紧而滑者,吐逆。

小弱而涩,胃反。

迟而缓者,有寒。

微而紧者,有寒。

沉而迟,腹脏有冷病。

微弱者,有寒,少气。

实紧,胃中有寒,苦不能食。时时利者,难治。—作时时呕稽留难治。

滑数,心下结,热盛。

滑疾,胃中有热。

缓而滑，曰热中。

沉—作浮而急，病伤寒，暴发虚热。

浮而绝者，气。

辟大而滑，中有短气。

浮短者，其人肺伤。诸气微少，不过一年死。法当嗽也。

沉而数，中水。冬不治自愈。

短而数，心痛，心烦。

弦而紧，胁痛，脏伤，有瘀血。—作有寒血。

沉而滑，为下重，亦为背膂痛。

脉来细而滑，按之能虚，因急持直者，僵仆，从高堕下，病在内。

微浮，秋吉，冬成病。

微数，虽甚不成病，不可劳。

浮滑疾紧者，以合百病，久易愈。

阳邪来，见浮洪。

阴邪来，见沉细。

水谷来，见坚实。

脉来乍大乍小、乍长乍短者，为祟。

脉来洪大嫋嫋者，社祟。

脉来沉沉泽泽，四肢不仁而重，土祟。

脉与肌肉相得，久持之至者，可下之。

弦小紧者,可下之。

紧而数,寒热俱发,必下乃愈。

弦迟者,宜温药。

紧数者,可发其汗。

诊五脏六腑气绝证候第三

病人肝绝,八日死。何以知之? 面青,但欲伏眠,目视而不见人,汗一作泣出如水不止。一曰二日死。

病人胆绝,七日死,何以知之? 眉为之倾。

病人筋绝,九日死。何以知之? 手足爪甲青,呼骂不休。一曰八日死。

病人心绝,一日死。何以知之? 肩息,回视,立死。一曰目亭亭,一曰死。

病人肠一云小肠绝,六日死。何以知之? 发直如干麻,不得屈伸,白汗不止。

病人脾绝,十二日死。何以知之? 口冷,足肿,腹热,胪胀,泄利不觉,出无时度。一曰五日死。

病人胃绝,五日死。何以知之? 脊痛,腰中重,不可反覆。一曰腓肠平,九日死。

病人肉绝,六日死。何以知之? 耳干,舌皆肿,溺血,大便赤泄。一日足肿，九日死。

病人肺绝，三日死，何以知之？口张，但气出而不还。
一日鼻口虚张短气。

病人大肠绝，不治。何以知之？泄利无度，利绝
则死。

病人肾绝，四日死。何以知之？齿为暴枯，面为正
黑，目中黄色，腰中欲折，白汗出如流水。一日人中平，七
日死。

病人骨绝，齿黄落，十日死。

诸浮脉无根者，皆死。已上五脏六腑为根也。

诊四时相反脉证第四

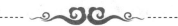

春三月木王，肝脉治，当先至，心脉次之，肺脉次之，
肾脉次之。此为四时王相顺脉也。到六月土王，脾脉当
先至而反不至，反得肾脉，此为肾反脾也，七十日死。何
谓肾反脾？夏，火王，心脉当先至，肺脉次之，而反得肾
脉，是谓肾反脾。期五月、六月，忌丙丁。

脾反肝，三十日死。何谓脾反肝？春，肝脉当先至而
反不至，脾脉先至，是谓脾反肝。期正月、二月，忌甲乙。

肾反肝，三岁死。何谓肾反肝？春，肝脉当先至而反

不至,肾脉先至,是谓肾反肝也。期七月、八月,忌庚辛。

肾反心,二岁死。何谓肾反心? 夏,心脉当先至而反不至,肾脉先至,是谓肾反心也。期六月,忌戊己。臣亿等按:《千金》云:此中不论肺金之气,疏略未谕,指南又推五行,亦颇颠倒,待求《别录》也。

诊损至脉第五

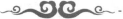

脉有损至,何谓也? 然:至之脉,一呼再至曰平,三至曰离经,四至曰夺精,五至曰死,六至曰命绝,此至之脉也。何谓损? 一呼一至曰离经,二呼一至曰夺精,三呼一至曰死,四呼一至曰命绝,此损之脉也。至脉从下上,损脉从上下也。

损脉之为病奈何? 然:一损损于皮毛,皮聚而毛落;二损损于血脉,血脉虚少,不能荣于五脏六腑也;三损损于肌肉,肌肉消瘦,食饮不为肌肤;四损损于筋,筋缓不能自收持;五损损于骨,骨痿不能起于床。反此者,至之为病也。从上下者,骨痿不能起于床者,死;从下上者,皮聚而毛落者,死。

治损之法奈何? 然;损其肺者,益其气;损其心者,调其荣卫;损其脾者,调其饮食,适其寒温;损其肝者,缓其中;损其肾者,益其精气。此治损之法也。

脉有一呼再至,一吸再至;一呼三至,一吸三至;一呼四至,一吸四至;一呼五至,一吸五至;一呼六至,一吸六至;一呼一至,一吸一至;再呼一至,再吸一至;呼吸再至。脉来如此,何以别知其病也? 然:脉来一呼再至,一吸再至,不大不小,曰平。一呼三至,一吸三至,为适得病。前大后小,即头痛目眩;前小后大,即胸满短气。一呼四至,一吸四至,病适欲甚。脉洪大者,苦烦满;沉细者,腹中痛;滑者,伤热;涩者,中雾露。一呼五至,一吸五至,其人当困。沉细即夜加,浮大即昼加,不大小虽困可治,其有大小者为难治。一呼六至,一吸六至,为十死脉也。沉细夜死,浮大昼死。一呼一至,一吸一至,名曰损。人虽能行,犹当一作独未着床,所以然者,血气皆不足故也。再呼一至,再吸一至,名曰无魂。无魂者,当死也,人虽能行,名曰行尸。

扁鹊曰:脉一出一入曰平,再出一入少阴,三出一入太阴,四出一入厥阴。再入一出少阳,三入一出阳明,四入一出太阳。脉出者为阳,入者为阴。故人一呼而脉再动,气行三寸;一吸而脉再动,气行三寸。呼吸定息,脉五动。一呼一吸为一息,气行六寸。人十息,脉五十动,气行六尺。二十息,脉百动,为一备之气,以应四时。天有三百六十五日,人有三百六十五节。昼夜漏下水百刻。一备之气,脉行丈二尺。一日一夜行于十二辰,气行尽则周遍于身，与天道相合，故曰平，平者，无病也，一阴一阳是也。脉再动为一至，再至而紧即夺气。一刻百三十五息，十刻千三百五十息，百刻万三千五百息，二刻为一度，一度气行一周身，昼夜五十度。脉三至者离经。一呼而脉三动，气行四寸半。人一息脉七动，气行九寸。十息脉七十动，气行九尺。一备之气，脉百四十动，气行一丈八尺。一周于身，气过百八十度，故曰离经。离经者病，一阴二阳是也。三至而紧则夺血。脉四至则夺精。一呼而脉四动，气行六寸。人一息脉九动，气行尺二寸。人十息脉九十动，气行一丈二尺。一备之气，脉百八十动，气行二丈四尺。一周于身，气过三百六十度，再遍于身，不及五节，一时之气而重至。诸脉浮涩者，五脏无精，难治。一阴三阳是也。四至而紧则夺形。脉五至者，死。一呼而脉五动，气行六寸半_{当行七寸半}。人一息脉十一动，气行尺三寸_{当行尺五寸}。人十息脉百一十动，气行丈三尺_{当行丈五尺}。一备之气，脉二百二十动，气行二丈六尺_{当行三丈}。一周于身三百六十五节，气行过五百四十度。再周于身，过百七十度。一节之气而至此。气浮涩，经行血气竭尽，不守于中，五脏痿痹，精神散亡。脉五至而紧则死，三阴_{一作二}三阳是也，虽五犹末，如之何也。脉一损一乘者，人一呼而脉一动，人一息而脉再动，气行三寸。十息脉二十动，气行三尺。一备之气，脉四十动，气行六尺，不及周身百八十节。气短不能周遍于身，苦少气，身体懈堕矣。脉再损者,人一息而脉一动,气行一寸五分。人十息脉十动,气行尺五寸。一备之气,脉二十动,气行三尺,不及周身二百节。_{疑气血尽,经中不能及,故曰离经。血去不在其处,小大便皆血也。}脉三损者,人一息复一呼而脉一动。十息脉七动,气行尺五寸_{当行尺五分}。一备之气,脉十四动,气行三尺一寸_{当行二尺一寸},不及周身二百九十七节,故曰争。气行血流,不能相与俱微,气闭实则胸满。脏枯而争于中,其气不朝,血凝于中,死矣。脉四损者,再息而脉一动。人十息脉五动,气行七寸半。一备之气,脉十动。气行尺五寸,不及周身三百一十五节,故曰亡血。亡血者,忘失其度,身羸疲,皮裹骨。故气血俱尽,五脏失神,其死明矣。脉五损者,人再息复一呼而脉一动。人十息脉四动,气行六寸。一备之气,脉八动,气行尺二寸,不及周身三百二十四节,故曰绝。绝者,气急,不下床,口气寒,脉俱绝,死矣。

岐伯曰:脉失四时者为至启。至启者,为损至之脉也。损之为言,少阴主骨为重,此志损也;饮食衰减,肌肉消者,是意损也;身安卧,卧不便利,耳目不明,是魂损也;呼吸不相通,五色不华,是魄损也;四肢皆见脉为乱,是神损也。

大损三十岁,中损二十岁,下损十岁。损,各以春夏秋冬。平人,人长脉短者,是大损,三十岁;人短脉长者,是中损,二十岁;手足皆细,是下损,十岁;失精气者,一岁而损；男子，左脉短，右脉长，是为阳损，半岁；女子，右脉短，左脉长，是为阴损，半岁。春，脉当得肝脉，反得脾、肺之脉，损；夏，脉当得心脉，反得肾、肺之脉，损；秋，脉当得肺脉，反得肝、心之脉，损；冬，脉当得肾脉，反得心、脾之脉，损。当审切寸口之脉，知绝不绝。前后去为绝。掌上相击，坚如弹石，为上脉虚尽，下脉尚有，是为有胃气。上脉尽，下脉坚如弹石，为有胃气。上下脉皆尽者，死；不绝不消者，皆生，是损脉也。至之为言，言语音深远，视愦愦，是志之至也；身体粗大，饮食暴多，是意之至也；语言妄见，手足相引，是魂之至也；茏葱华色，是魄之至也；脉微小不相应，呼吸自大，是神之至也。是至脉之法也。死生相应，病各得其气者生，十得其半也。黄帝曰：善。

诊脉动止投数疏数死期年月第六

脉一动一止，二日死。一经云：一日死。二动一止，三日死。三动一止，四日死，或五日死。四动一止，六日死。五动一止，五日死，或七日死。六动一止，八日死。七动一止，九日死。八动一止，十日死。九动一止，九日死，又云十一日死。一经云：十三日死，若立春死。十动一止，立夏死。一经云：立春死。十一动一止，夏至死。一经云：立夏死。一经云：立秋死。十二、十三动一止，立秋死。一经云：立冬死。

十四、十五动一止,立冬死。一经云:立夏死。二十动一止,一岁死,若立秋死。二十一动一止,二岁死。二十五动一止,立冬死。一经云:一岁死,或二岁死。三十动一止,二岁若三岁死。三十五动一止,三岁死。四十动一止,四岁死。五十动一止,五岁死。不满五十动一止,五岁死。

脉来五十投而不止者,五脏皆受气,即无病。《千金方》云:五行气毕,阴阳数同,荣卫出入,经脉通流,昼夜百刻,五德相生。

脉来四十投而一止者,一脏无气,却后四岁,春草生而死。

脉来三十投而一止者,二脏无气,却后三岁,麦熟而死。

脉来二十投而一止者,三脏无气,却后二岁,桑椹赤而死。

脉来十投而一止者,四脏无气,岁中死。得节不动,出清明日死,远不出谷雨死矣。

脉来五动而一止者,五脏无气,却后五日而死。

脉一来而久住者,宿病在心,主中治。

脉二来而久住者,病在肝,枝中治。

脉三来而久住者,病在脾,下中治。

脉四来而久住者,病在肾,间中治。

脉五来而久住者,病在肺,枝中治。

五脉病,虚羸人得此者,死。所以然者,药不得而治,针不得而及。盛人可治,气全故也。

诊百病死生决第七

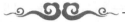

诊伤寒,热盛,脉浮大者,生;沉小者,死。

伤寒,已得汗,脉沉小者,生;浮大者,死。

温病,三四日以下,不得汗,脉大疾者,生;脉细小难得者,死不治。

温病,穰穰大热,其脉细小者,死。《千金》穰穰作时行。

温病,下利,腹中痛甚者,死不治。

温病,汗不出,出不至足者,死;厥逆汗出,脉坚强急者,生;虚缓者,死。

温病,二三日,身体热,腹满,头痛,食饮如故,脉直而疾者,八日死。四五日头痛,腹痛而吐,脉来细强,十二日死。八九日,头不疼,身不痛,目不赤,色不变,而反利,脉来喋喋,按之不弹手,时大,心下坚,十七日死。

热病,七八日,脉不软—作喘,不散—作数者,当喑。喑后三日,温汗不出者,死。

热病,七八日,其脉微细,小便不利,加暴口燥,脉代,舌焦干黑者,死。

热病,未得汗,脉盛躁疾,得汗者,生;不得汗者,难差。

热病,已得汗,脉静安者,生;脉躁者,难治。

热病,已得汗,常大热不去者,亦死。大,一作专。

热病,已得汗,热未去,脉微躁者,慎不得刺治。

热病,发热,热甚者,其脉阴阳皆竭,慎勿刺。不汗出,必下利。

诊人被风,不仁痿蹶,其脉虚者,生;坚急疾者,死。

诊癫病,虚则可治,实则死。

癫疾,脉实坚者,生;脉沉细小者,死。

癫疾,脉搏大滑者,久久自已。其脉沉小急实,不可治;小坚急,亦不可疗。

诊头痛、目痛、久视无所见者,死。久视,一作卒视。

诊人心腹积聚,其脉坚强急者,生;虚弱者,死。又实强者,生;沉者,死。其脉大,腹大胀,四肢逆冷,其人脉形长者,死。腹胀满,便血,脉大时绝,极下血,脉小疾者,死。

心腹痛,痛不得息,脉细小迟者,生;坚大疾者,死。

肠澼,便血,身热则死,寒则生。

肠澼,下白沫,脉沉则生,浮则死。

肠澼,下脓血,脉悬绝则死,滑大则生。

肠澼之属,身热,脉不悬绝,滑大者,生;悬涩者,死。以脏期之。

肠澼，下脓血，脉沉小流连者，生；数疾且大，有热者，死。

肠澼，筋挛，其脉小细安静者，生；浮大紧者，死。

洞泄，食不化，不得留，下脓血，脉微小迟者，生；紧急者，死。

泄注，脉缓，时小结者，生；浮大数者，死。

蠤蚀阴疮，其脉虚小者，生；紧急者，死。

欬嗽，脉沉紧者，死；浮直者，生；浮软者，生；小沉伏匿者，死。

欬嗽，羸瘦，脉形坚大者，死。

欬，脱形，发热，脉小坚急者，死；肌瘦，下一本云不脱形，热不去者，死。

欬而呕，腹胀且泄，其脉弦急欲绝者，死。

吐血、衄血、脉滑小弱者，生；实大者，死。

汗出若衄，其脉小滑者，生；大躁者，死。

唾血，脉紧强者，死；滑者，生。

吐血而欬，上气，其脉数，有热，不得卧者，死。

上气，脉数者，死。谓其形损故也。

上气，喘息低昂，其脉滑，手足温者，生；脉涩，四肢寒者，死。

上气，面浮肿，肩息，其脉大，不可治，加利必死。一作又甚。

上气，注液，其脉虚宁宁伏匿者，生；坚强者，死。

寒气上攻，脉实而顺滑者，生；实而逆涩则死。《太素》云：寒气暴上，脉满实何如？曰：实而滑则生，实而逆则死矣。其形尽满何如？曰：举形尽满者，脉急大坚，尺满而不应，如是者，顺则生，逆则死。何谓顺则生，逆则死？曰：所谓顺者，手足温也；谓逆者，手足寒也。

痟瘅，脉实大，病久可治；脉悬小坚急，病久不可治。

消渴，脉数大者，生；细小浮短者，死。

消渴，脉沉小者，生；实坚大者，死。

水病，脉洪大者，可治；微细者，不可治。

水病，胀闭，其脉浮大软者，生；沉细虚小者，死。

水病，腹大如鼓，脉实者，生；虚者，死。

卒中恶，吐血数升，脉沉数细者，死；浮大疾快者，生。

卒中恶，腹大，四肢满，脉大而缓者，生；紧大而浮者，死；紧细而微者，亦生。

病疮，腰脊强急，瘛疭者，皆不可治。

寒热，瘛疭，其脉代、绝者，死。

金疮，血出太多，其脉虚细者，生；数实大者，死。

金疮出血，脉沉小者，生；浮大者，死。

斫疮，出血一二石，脉来大，二十日死。

斫刺俱有，病多，少血，出不自止断者，其血止，脉来大者，七日死；滑细者，生。

从高顿仆，内有血，腹胀满，其脉坚强者，生；小弱者，死。

人为百药所中伤，脉浮涩而疾者，生；微细者，死；洪大而迟者，生。《千金》迟作速。

人病甚而脉不调者，难差。

人病甚而脉洪者，易差。

人内外俱虚，身体冷而汗出，微呕而烦扰，手足厥逆，体不得安静者，死。

脉实满，手足寒，头热，春秋生，冬夏死。

老人脉微，阳羸阴强者，生；脉焱大加息一作如急者，死。阴弱阳强，脉至而代，奇一作寄月而死。

尺脉涩而坚，为血实气虚也。其发病腹痛、逆满、气上行，此为妇人胞中绝伤，有恶血，久成结瘕。得病以冬时，黍稷赤而死。

尺脉细而微者，血气俱不足，细而来有力者，是谷气不充，病得节辄动，枣叶生而死。此病秋时得之。

左手寸口脉偏动，乍大乍小，不齐，从寸口至关，关至尺，三部之位，处处动摇，各异不同，其人病，仲夏得之此脉，桃花落而死。花，一作叶。

右手寸口脉偏沉伏，乍小乍大，朝来浮大，暮夜沉伏。浮大即太过，上出鱼际。沉伏即下不至关中。往来无常，时时复来者，榆叶枯落而死。叶，一作英。

右手尺部，脉三十动一止，有顷更还，二十动一止，乍动乍疏，连连相因，不与息数相应，其人虽食谷，犹不愈，繁草生而死。

左手尺部,脉四十动而一止,止而复来,来逆,如循直木,如循张弓弦,纟亘纟亘然如两人共引一索,至立冬死。《千金》作至立春而死。

诊三部脉虚实决死生第八

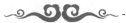

三部脉调而和者,生。

三部脉废者,死。

三部脉虚,其人长病得之,死。虚而涩,长病亦死,虚而滑亦死,虚而缓亦死,虚而弦急,癫病亦死。

三部脉实而大,长病得之,死。实而滑,长病得之,生;卒病得之,死。实而缓亦生,实而紧亦生。实而紧急,癫痫可治。

三部脉强,非称其人病,便死。

三部脉赢,非其人—作脉得之,死。

三部脉粗,长病得之,死;卒病得之,生。

三部脉细而软,长病得之,生;细而数亦生;微而紧亦生。

三部脉大而数,长病得之,生;卒病得之,死。

三部脉微而伏,长病得之,死。

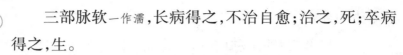

脉

经

三部脉软—作濡，长病得之，不治自愈；治之，死；卒病得之，生。

三部脉浮而结，长病得之，死；浮而滑，长病亦死；浮而数，长病风得之，生；卒病得之，死。

三部脉芤，长病得之，生；卒病得之，死。

三部脉弦而数，长病得之，生；卒病得之，死。

三部脉革，长病得之，死；卒病得之，生。

三部脉坚而数，如银钗股，蛊毒病，必死；数而软，蛊毒病得之，生。

三部脉澎澎如羹上肥，长病得之，死；卒病得之，生。

三部脉连连如蜘蛛丝，长病得之，死；卒病得之，生。

三部脉如霹雳，长病得之，死；三十日死。

三部脉如弓弦，长病得之，死。

三部脉累累如贯珠，长病得之，死。

三部脉如水淹然流，长病不治自愈，治之反死。一云：如水流者，长病七十日死；如水不流者，长病不治自愈。

三部脉如屋漏，长病十日死。《千金》云：十四日死。

三部脉如雀啄，长病七日死。

三部脉如釜中汤沸，朝得暮死，夜半得日中死，日中得夜半死。

三部脉急，切腹间病，又婉转腹痛，针上下差。

新刊王氏
脉经卷第五

朝散大夫守光禄卿直秘阁判登闻检院

上护军臣林亿等类次

张仲景论脉第一

问曰:脉有三部,阴阳相乘。荣卫气血,在人体躬《千金》作而行人躬。呼吸出入,上下于中,因息游布,津液流通。随时动作,效象形容,春弦秋浮,冬沉夏洪。察色观脉,大小不同,一时之间,变无经常,尺寸参差,或短或长。上下乖错,或存或亡。病辄改易,进退低昂。心迷意惑,动失纪纲,愿为缕陈,令得分明。

师曰:子之所问,道之根源。脉有三部,尺寸及关。荣卫流行,不失衡铨,肾沉心洪,肺浮肝弦,此自经常,不失铢分。出入升降,漏刻周旋。水下二刻臣亿等详水下二刻,疑。检旧本如此。脉一周身,旋复寸口,虚实见焉。变化相乘,阴阳相干。风则浮虚,寒则紧弦,沉潜水滀,支饮急弦,动弦为痛,数洪热烦。设有不应,知变所缘。三部不同,病各异端。太过可怪,不及亦然,邪不空见,终必有奸。审察表里,三焦别分,知邪所舍,消息诊看,料度腑脏,独见若神。为子条记,传与贤人。

扁鹊阴阳脉法第二

　　脉,平旦曰太阳,日中曰阳明,晡时曰少阳,黄昏曰少阴,夜半曰太阴,鸡鸣曰厥阴,是三阴三阳时也。

　　少阳之脉,乍小乍大,乍长乍短,动摇六分。王十一月甲子夜半,正月、二月甲子王。

　　太阳之脉,洪大以长,其来浮于筋上,动摇九分。三月、四月甲子王。

　　阳明之脉,浮大以短,动摇三分。大前小后,状如蝌蚪,其至跳。五月、六月甲子王。

　　少阴之脉,紧细,动摇六分。王五月甲子日中,七月、八月甲子王。

　　太阴之脉,紧细以长,乘于筋上,动摇九分。九月、十月甲子王。

　　厥阴之脉,沉短以紧,动摇三分。十一月、十二月甲子王。

厥阴之脉,急弦,动摇至六分已上,病迟脉寒,少腹痛引腰,形喘者死;脉缓者可治。刺足厥阴入五分。

少阳之脉,乍短乍长,乍大乍小,动摇至六分已上。病头痛,胁下满,呕可治;扰即死。一作伛可治,偃即死。刺两季肋端足少阳也,入七分。

阳明之脉,洪大以浮,其来滑而跳,大前细后,状如蝌蚪,动摇至三分已上。病眩头痛,腹满痛,呕可治;扰即死。刺脐上四寸,脐下三寸,各六分。

从二月至八月,阳脉在表;从八月至正月,阳脉在里。附阳脉强,附阴脉弱。至即惊,实则癫疢。细而沉,不癫疢即泄,泄即烦,烦即渴,渴即腹满,满即扰,扰即肠澼,澼即脉代,乍至乍不至。大而沉即欬,欬即上气,上气甚则肩息,肩息甚则口舌血出,血出甚即鼻血出。变出寸口,阴阳表里,以互相乘。如风有道,阴脉乘阳也。寸口中,前后溢者,行风。

寸口中,外实内不满者,三风、四温。寸口者,劳风。劳风者,大病亦发,䟰行汗出亦发。软风者,上下微微扶骨,是其诊也。表缓腹内急者,软风也。猥雷实夹者,飘风。从阴趋阳者,风邪。一来调,一来速,鬼邪也。阴缓阳急者,表有风来入脏也。阴急者,风已抱阳入腹。上逯逯,下宛宛,不能至阳,流饮也。上下血微,阴强者,为漏僻;阳强者,酒僻也。伛偷不过,微反阳,澹浆也。阴扶骨绝者,从寸口前顿趣于阴,汗水也。来调四布者,欲病水也。阴脉不偷,阳脉伤,复少津。寸口中,后大前兑,至阳而实者,僻食。小过阳,一分者,七日僻;二分者,十日僻;三分者,十五日僻;四分者,二十日僻;四分中伏不过者,半岁僻。敦敦不至胃阴一分,饮餔饵僻也。外勾者,久僻也。内卷者,十日以还。外强内弱者,裹大核也。并浮而弦者,汁核。并浮紧而数,如沉,病暑食粥—作微。有内紧而伏,麦饭若饼。寸口脉倚阳,紧细以微,瓜菜皮也;若倚如紧,荠藏菜也。赜赜无数,生肉僻也;附阳者,炙肉僻也。小倚生,浮大如故,生麦豆也。

扁鹊脉法第三

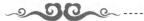

扁鹊曰:人一息脉二至谓平脉,体形无苦。人一息脉三至谓病脉。一息四至谓痹者,脱脉气,其眼睛青者,死。人一息脉五至以上,死,不可治也。都—作声息病,脉来动,取极五至,病有六七至也。

扁鹊曰:平和之气,不缓不急,不滑不涩,不存不亡,不短不长,不俯不仰,不从不横,此谓平脉。肾—作紧受如此—作刚,身无苦也。

扁鹊曰:脉气弦急,病在肝。少食多厌,里急多言,头眩目痛,腹满,筋挛,癫疾上气,少腹积坚,时时唾血,咽喉中干。相病之法,视色听声,观病之所在,候脉要诀,岂不微乎?脉浮如数,无热者,风也。若浮如数,而有热者,气也。脉洪大者,又两乳房动,脉复数,加有寒热,此伤寒病也。若羸长病,如脉浮溢寸口,复有微热,此痓气病也,如复欬又多热,乍剧乍差,难治也。又疗无剧者,易差;不欬者,易治也。

扁鹊华佗察声色要诀第四

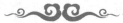

病人五脏已夺,神明不守,声嘶者,死。

病人循衣缝,谵言者,不可治。

病人阴阳俱绝,掣衣撮空,妄言者,死。

病人妄语错乱及不能语者,不治;热病者,可治。

病人阴阳俱绝,失音不能言者,三日半死。

病人两目眦有黄色起者,其病方愈。

病人面黄目青者,不死;青如草滋,死。

病人面黄目赤者,不死;赤如衃血,死。

病人面黄目白者,不死;白如枯骨,死。

病人面黄目黑者,不死;黑如焰,死。

病人面目俱等者,不死。

病人面黑目青者,不死。

病人面青目白者,死。

病人面黑目白者,不死。

病人面赤目青者,六日死。

病人面黄目青者,九日必死,是谓乱经。饮酒当风,邪入胃经,胆气妄泄,目则为青。虽有天救,不可复生。

病人面赤目白者,十日死。忧恚思虑,心气内索,面色反好,急求棺椁。

病人面白目黑者,死。此谓荣华已去,血脉空索。

病人面黑目白者,八日死。肾气内伤,病因留积。

病人面青目黄者,五日死。

病人著床,心痛短气,脾竭内伤,百日复愈。能起傍徨,因坐于地,其立倚床,能治此者,可谓神良。

病人面无精光,若土色,不受饮食者,四日死。

病人目无精光及牙齿黑色者,不治。

病人耳目鼻口有黑色起,入于口者,必死。

病人耳目及颧颊赤者,死在五日中。

病人黑色出于额,上发际,下直鼻脊两颧上者,亦死在五日中。

病人黑气出天中,下至年上、颧上者,死。

病人及健人黑色若白色起,入目及鼻口,死在三日中。

病人及健人面忽如马肝色,望之如青,近之如黑者,死。

病人面黑,目直视,恶风者,死。

病人面黑,唇青者,死。

病人面青,唇黑者,死。

病人面黑,两胁下满,不能自转反者,死。

病人目回回直视,肩息者,一日死。

病人头目久痛,卒视无所见者,死。

病人阴结阳绝,目精脱,恍惚者,死。

病人阴阳绝竭,目眶陷者,死。

病人眉系倾者,七日死。

病人口如鱼口,不能复闭,而气出多不反者,死。

病人口张者,三日死。

病人唇青,人中反,三日死。

病人唇反,人中满者,死。

病人唇口忽干者,不治。

病人唇肿齿焦者,死。

病人阴阳俱竭,其齿如熟小豆,其脉驶者,死。

病人齿忽变黑者,十三日死。

病人舌卷卵缩者,必死。

病人汗出不流,舌卷黑者,死。

病人发直者,十五日死。

病人发如干麻,善怒者,死。

脉

经

病人发与眉冲起者，死。

病人爪甲青者，死。

病人爪甲白者，不治。

病人手足爪甲下肉黑者，八日死。

病人荣卫竭绝，面浮肿者，死。

病人卒肿，其面苍黑者，死。

病人手掌肿，无纹者，死。

病人脐肿，反出者，死。

病人阴囊茎俱肿者，死。

病人脉绝，口张足肿，五日死。

病人足跗肿，呕吐头重者，死。

病人足跗上肿，两膝大如斗者，十日死。

病人卧，遗屎不觉者，死。

病人尸臭者，不可治。

肝病皮白，肺之日庚辛死。

心病目黑，肾之日壬癸死。

脾病唇青，肝之日甲乙死。

肺病颊赤目肿，心之日丙丁死。

肾病面肿唇黄，脾之日戊己死。

青欲如苍璧之泽，不欲如蓝。

赤欲如帛裹朱，不欲如赭。

白欲如鹅羽，不欲如盐。

黑欲如重漆,不欲如炭。

黄欲如罗裹雄黄,不欲如黄土。

目色赤者病在心,白在肺,黑在肾,黄在脾,青在肝。黄色不可名者,病胸中。

诊目病,赤脉从上下者,太阳病也;从下上者,阳明病也;从外入内者,少阳病也。

诊寒热瘰疬,目中有赤脉,从上下至瞳子,见一脉,一岁死;见一脉半,一岁半死;见二脉,二岁死;见二脉半,二岁半死;见三脉,三岁死。

诊龋齿痛,按其阳明之脉,来有过者独热,在右右热,在左左热,在上上热,在下下热。

诊血者脉,多赤多热,多青多痛,多黑为久痹,多赤、多黑、多青皆见者,寒热身痛。面色微黄,齿垢黄,爪甲上黄,黄疸也。安卧,小便黄赤,脉小而涩者,不嗜食。

扁鹊诊诸反逆死脉
要诀第五

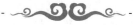

扁鹊曰:夫相死脉之气,如群鸟之聚,一马之驭系水交驰之状,如悬石之落。出筋之上,藏筋之下,坚关之里,不在荣卫,伺候交射,不可知也。

脉病人不病,脉来如屋漏、雀啄者,死。屋漏者,其来既绝而止，时时复起，而不相连属也。雀啄者，脉来甚数而疾，绝止复顿来也。又经言：得病七八日，脉如屋漏、雀啄者，死。脉弹人手如黍米也。

脉来如弹石，去如解索者，死。弹石者，辟辟急也。解索者，动数而随散乱，无复次绪也。脉困，病人脉如虾之游，如鱼之翔者，死。虾游者，苒苒而起，寻复退没，不知所在，久乃复起，起辄迟而没去速者是也。鱼翔者，似鱼不行，而但掉尾动，头身摇而久住者是也。

脉如悬薄卷索者，死。

脉如转豆者，死。脉如偃刀者，死。脉涌涌不去者，死。脉忽去忽来，暂止复来者，死。脉中侈者，死。脉分绝者，死上下分散也。

脉有表无里者，死。经名曰结，去即死。何谓结？脉在指下如麻子动摇，属肾，名曰结，去死近也。脉五来一止，不复增减者，死。经名曰代。何谓代？脉五来一止也。脉七来是人一息，半时不复增减，亦名曰代，正死不疑。

经言：病或有死，或有不治自愈，或有连年月而不已。其死生存亡，可切脉而知之耶？然：可具知也。设病者若闭目不欲见人者，脉当得肝脉弦急而长，反得肺脉浮短而涩者，死也。病若开目而渴，心下牢者，脉当得紧实而数，反得沉滑而微者，死。病若吐血，复鼽衄者，脉当得沉细，而反浮大牢者，死。病若谵言妄语，身当有热，脉当洪大，而反手足四逆,脉反沉细微者,死。病若大腹而泄,脉当微细而涩,反得紧大而滑者,死。此之谓也。

经言:形脉与病相反者,死。奈何? 然:病若头痛目痛,脉反短涩者,死。

病若腹痛,脉反浮大而长者,死。

病若腹满而喘,脉反滑利而沉者,死。

病若四肢厥逆,脉反浮大而短者,死。

病若耳聋,脉反浮大而涩者,死。《千金翼》云:脉大者生,沉迟细者难治。

病若目𥈭𥈭,脉反大而缓者,死。

左有病而右痛,右有病而左痛,下有病而上痛,上有病而下痛,此为逆,逆者死,不可治。脉来沉之绝濡,浮之不止,推手者,半月死—作半日。脉来微细而绝者,人病当死。

人病脉不病者,生;脉病人不病者,死。

人病尸厥,呼之不应,脉绝者,死。脉当大反小者,死。

肥人脉细小,如丝欲绝者,死。

羸人得躁脉者,死。

人身涩而脉来往滑者,死。

人身滑而脉来往涩者,死。

人身小而脉来往大者,死。

脉

经

人身短而脉来往长者，死。

人身长而脉来往短者，死。

人身大而脉来往小者，死。

尺脉不应寸，时如驰，半日死。《千金》云：尺脉上应寸口，太迟者，半日死。

肝脾俱至，则谷不化。肝多即死。

肺肝俱至，则痈疽，四肢重。肺多即死。

心肺俱至，则痹，消渴，懈怠。心多即死。

肾心俱至，则难以言，九窍不通，四肢不举。肾多即死。

脾肾俱至，则五脏败坏。脾多即死。

肝心俱至，则热甚瘛疭，汗不出，妄见邪。

肝肾俱至，则疝瘕，少腹痛，妇人月使不来。

肝满、肾满、肺满皆实，则为肿。肺之雍，喘而两胠满。肝雍，两胠满，卧则惊，不得小便。肾雍，脚下至少腹满，胫有大小，髀胻大跛，易偏枯。心脉满大，痫瘛筋挛。肝脉小急，痫瘛筋挛。肝脉骛暴，有所惊骇，脉不至，若喑，不治自已。肾脉小急，肝脉小急，心脉小急，不鼓皆为瘕。肾肝并沉，为石水；并浮，为风水；并虚，为死；并小弦，欲惊。肾脉大急沉，肝脉大急沉，皆为疝。心脉搏滑急为心疝，肺脉沉搏为肺疝。脾脉外鼓，沉为肠澼，久自已。肝脉小缓为肠澼，易治。肾脉小搏沉，为肠澼下血，血温身热者死。心肝澼,亦下血。二脏同病者可治,其脉小沉涩者为肠澼,其身热者死,热见七日死。胃脉沉鼓涩,胃外鼓大,心脉小紧急,皆膈偏枯,男子发左,女子发右,不喑舌转,可治,三十日起。其顺者喑,三岁起。年不满二十者,三岁死。脉至而搏,血衄身有热者,死。脉来如悬钩,浮,为热。脉至如喘,名曰气厥。气厥者,不知与人言。《素问》《甲乙》作暴厥。脉至如数,使人暴惊,三四日自已。

　　脉至浮合,浮合如数,一息十至、十至以上,是为经气予不足也,微见,九十日死。脉至如火新然,是心精之予夺也,草干而死。脉至如散叶,是肝气予虚也,木叶落而死。木叶落作枣华。脉至如省客,省客者,脉塞而鼓,是肾气予不足也,悬去枣华而死。脉至如泥丸,是胃经予不足也,榆荚落而死。《素问》荚作叶。脉至如横格,是胆气予不足也,禾熟而死。脉至如弦缕,是胞精予不足也,病善言,下霜而死;不言,可治。脉至如交漆,交漆者,左右傍至也,微见四十日死。《甲乙》作交棘。脉至如涌泉,浮鼓肌中,是大肠气予不足也,少气,味韭英而死。脉至如委土《素问》作颓土之状,按之不得,是肌气予不足也,五色先见黑,白垒一作蘽发死。脉至如悬雍,悬雍者,浮揣切之益大,是十二俞之予不足也,水凝而死。脉至如偃刀,偃刀者,浮之小急也,按之坚大急,五脏菀热,寒热独并于肾也，如此其人不得坐，立春而死。脉至如丸滑不直手，不直手者，按之不可得也，是大肠气予不足也，枣叶生而死。脉至如春者，令人善恐，不欲坐卧，行立常听，是小肠气予不足也，季秋而死。

问曰：尝以春二月中，脉一病人，其脉反沉。师记言：到秋当死。其病反愈，到七月复病，因往脉之，其脉续沉。复记言：至冬死。

问曰：二月中得沉脉，何以故处之至秋死也？师曰：二月之时，其脉自当濡弱而弦，得沉脉，到秋自沉，脉见浮即死，故知到秋当死也。七月之时，脉复得沉，何以处之至冬当死？师曰：沉脉属肾，真脏脉也，非时妄见。

经言：王、相、囚、死。冬脉本王脉，不再见，故知至冬当死也。然后至冬复病，王以冬至日死，故知为谛。华佗效此。

新刊王氏
脉经卷第六

朝散大夫守光禄卿直秘阁判登闻检院
上护军臣林亿等类次

肝足厥阴经病证第一

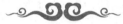

肝气虚,则恐;实,则怒。肝气虚,则梦见园苑生草,得其时,则梦伏树下不敢起。肝气盛,则梦怒。厥气客于肝,则梦山林树木。

病在肝,平旦慧,下晡甚,夜半静。

病先发于肝者,头目眩,胁痛支满;一日之脾,闭塞不通,身痛体重;二日之胃,而腹胀;三日之肾,少腹腰脊痛,胫酸;十日不已,死。冬日入,夏早食。肝脉搏坚而长,色不青,当病坠堕,若搏,因血在胁下,令人喘逆。若软而散,其色泽者,当病溢饮。溢饮者,渴暴多饮,而溢—作易入肌皮肠胃之外也。

肝脉沉之而急,浮之亦然,苦胁下痛,有气支满,引少腹而痛,时小便难,苦目眩头痛,腰背痛,足为逆寒,时癥,女人月使不来,时亡时有,得之少时有所坠堕。

青,脉之至也,长而左右弹,诊曰:有积气在心下,支胠,名曰肝痹。得之寒湿,与疝同法。腰痛,足清,头痛。

肝中风者,头目䁆,两胁痛,行常伛,令人嗜甘如阻妇状。

肝中寒者,其人洗洗恶寒,翕翕发热,面翕然赤,漐漐有汗,胸中烦热。肝中寒者,其人两臂不举,舌本又作大燥,善太息,胸中痛,不得转侧,时盗汗,欬,食已吐其汁。肝主胸中,喘,怒骂,其脉沉,胸中必窒,欲令人推按之,有热,鼻窒。

凡有所坠堕,恶血留内,若有所大怒,气上而不能下,积于左胁下,则伤肝。肝伤者,其人脱肉,又卧,口欲得张,时时手足青,目瞑,瞳人痛,此为肝脏伤所致也。

肝胀者,胁下满而痛引少腹。

肝水者,其人腹大,不能自转侧,而胁下腹中痛,时时津液微生,小便续通。

肺乘肝,即为痈肿;心乘肝,必吐利。

肝著者,其病人常欲蹈其胸上,先未苦时,但欲饮热。肝之积,名曰肥气,在左胁下,如覆杯,有头足,如龟鳖状。久久不愈,发欬逆,痎疟,连岁月不已。以季夏戊己日得之,何也? 肺病传肝,肝当传脾,脾适以季夏王,王者不受邪,肝复欲还肺,肺不肯受,因留结为积,故知肥气以季夏得之。

肝病,其色青,手足拘急,胁下苦满,或时眩冒,共脉弦长,此为可治。宜服防风竹沥汤、秦艽散。春当刺大敦,夏刺行间,冬刺曲泉,皆补之;季夏刺太冲,秋刺中郄,皆泻之。又当灸期门百壮,背第九椎五十壮。

肝病者,必两胁下痛引少腹,令人善怒。虚则目䀮䀮无所见,耳无所闻,善恐,如人将捕之。若欲治之,当取其经。

足厥阴与少阳气逆,则头目痛,耳聋不聪,颊肿,取血者。邪在肝,则两胁中痛,寒中。恶血在内,胻善瘈,节时肿。取之行间以引胁下,补三里以温胃中,取血脉以散恶血,取耳间青脉已去其瘈。

足厥阴之脉,起于大指聚毛之际,上循足跗上廉,去内踝一寸,上踝八寸,交出太阴之后,上腘内廉,循股,入阴毛中,环阴器,抵少腹,侠胃,属肝,络胆,上贯膈,布胁肋,循喉咙之后,上入颃颡,连目系,上出额,与督脉会于巅。其支者,从目系下颊里,环唇内。其支者,复从肝别贯膈,上注肺中。是动则病腰痛,不可以俯仰,丈夫癫疝,妇人少腹肿,甚则嗌干,面尘脱色。是主肝所生病者,胸满,呕逆,洞泄,狐疝,遗溺,闭癃。盛者,则寸口大一倍于人迎;虚者,则寸口反小于人迎。

足厥阴之别，名曰蠡沟，去内踝上五寸，别走少阳。其别者，循经上睾，结于茎。其病气逆，则睾肿卒疝。实则挺长，热；虚则暴痒。取之所别。肝病，胸满胁胀，善恚怒，叫呼，身体有热，而复恶寒，四肢不举，面目白，身体滑。其脉当弦长而急，今反短涩，其色当青，而反白者，此是金之克木，为大逆，十死不治。

胆足少阳经病证第二

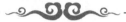

胆病者，善太息，口苦，呕宿汁，心澹澹恐，如人将捕之，嗌中介介然，数唾。候在足少阳之本末，亦见其脉之陷下者，灸之；其寒热，刺阳陵泉。善呕，有苦汁，长太息，心中澹澹，善悲恐，如人将捕之。邪在胆，逆在胃，胆溢则口苦，胃气逆则呕苦汁，故曰呕胆。刺三里，以下胃气逆；刺足少阳血络，以闭胆；却调其虚实，以去其邪也。

胆胀者，胁下痛胀，口苦，太息。

气客于胆，则梦斗讼。

足少阳之脉，起于目兑眦，上抵头角，下耳后，循颈，行手少阳之脉前，至肩上，却交手少阳之后，入缺盆。其支者，从耳后入耳中，出走耳前，至目兑眦后。其支者，别目兑眦，下大迎，合手少阳于颇一本云：别兑眦，上迎手少阳于

巅。下加颊车,下颈,合缺盆,以下胸中,贯膈,络肝,属
胆,循胁里,出气街,绕毛际,横入髀厌中。其直者,从缺
盆下腋,循胸中,过季胁,下合髀厌中,以下循髀阳,出膝
外廉,下外辅骨之前,直下抵绝骨之端,下出外踝之前,循
足跗上,出小指次指之端。其支者,跗上入大指之间,循
大指歧内,出其端,还贯入爪甲,出三毛。是动则病口苦,
善太息,心胁痛,不能反侧,甚则面微尘,体无膏泽,足外
反热,是为阳厥。是主骨所生病者,头痛角颔痛,目兑眦
痛,缺盆中肿痛,腋下肿,马刀侠瘿,汗出,振寒,疟,胸中、
胁肋、髀、膝外至胻、绝骨、外踝前及诸节皆痛,小指次指
不用。盛者,则人迎大一倍于寸口;虚者,则人迎反小于
寸口也。

心手少阴经病证第三

　　心气虚,则悲不已;实,则笑不休。心气虚,则梦救
火,阳物,得其时则梦燔灼。心气盛,则梦喜笑及恐畏。
厥气客于心,则梦丘山烟火。

　　病在心,日中慧,夜半甚,平旦静。

　　病先发于心者,心痛;一日之肺,喘欬;三日之肝,胁
痛支满;五日之脾,闭塞不通,身痛体重;三日不已,死。

冬夜半,夏日中。

心脉搏坚而长,当病舌卷不能言。其软而散者,当病消渴,自已。心脉沉之小而紧,浮之不喘,苦心下聚气而痛,食不下,喜咽唾,时手足热,烦满,时忘,不乐,喜太息,得之忧思。

赤,脉之至也,喘而坚。诊曰:有积气在中,时害于食,名曰心痹。得之外疾,思虑而心虚,故邪从之。

心脉急,名曰心疝,少腹当有形。其以心为牡脏,小肠为之使,故少腹当有形。邪哭使魂魄不安者,血气少也。血气少者,属于心。心气虚者,其人即畏一作衰,合目欲眠,梦远行而精神离散,魂魄妄行。阴气衰者即为癫,阳气衰者即为狂。五脏者,魂魄之宅舍,精神之所依托也。魂魄飞扬者,其五脏空虚也,即邪神居之,神灵所使,鬼而下之,脉短而微,其脏不足,则魂魄不安。魂属于肝,魄属于肺。肺主津液,即为涕泣。肺气衰者,即为泣出。肝气衰者,魂则不安。肝主善怒,其声呼。

心中风者,翕翕发热,不能起,心中饥而欲食,食则呕。

心中寒者,其人病心如啖蒜状。剧者,心痛彻背,背痛彻心,如蛊注。其脉浮者,自吐乃愈。

愁忧思虑则伤心,心伤则苦惊,喜忘,善怒。心伤者,其人劳倦即头面赤而下重,心中痛彻背,自发烦热,当脐跳手，其脉弦，此为心脏伤所致也。

心胀者，烦心，短气，卧不安。

心水者，其人身体重—作肿，而少气，不得卧，烦而躁，其阴大肿。

肾乘心，必癃。

真心痛，手足清至节，心痛甚，旦发夕死，夕发旦死。

心腹痛，懊恼，发作肿聚，往来上下行，痛有休作，心腹中热，苦渴，涎出者，是蛔咬也。以手聚而坚，持之毋令得移，以大针刺之，久持之，虫不动，乃出针。肠中有虫蛔咬，皆不可取以小针。

心之积，名曰伏梁，起于脐上，上至心，大如臂。久久不愈，病烦心，心痛。以秋庚辛日得之，何也？肾病传心，心当传肺，肺适以秋王，王者不受邪，心复欲还肾，肾不肯受，因留结为积，故知伏梁以秋得之。

心病，其色赤，心痛，短气，手掌烦热，或啼笑骂詈，悲思愁虑，面赤身热，其脉实大而数，此为可治。春当刺中冲，夏刺劳宫，季夏刺大陵，皆补之；秋刺间使，冬刺曲泽，皆泻之。此是手厥阴心包络经。又当灸巨阙五十壮，背第五椎百壮。

心病者，胸内痛，胁支满，两胁下痛，膺背肩甲间痛，两臂内痛。虚则胸腹大，胁下与腰背相引而痛。取其经，手少阴、太阳，舌下血者。其变病，刺郄中血者。

邪在心,则病心痛,善悲,时眩仆,视有余不足而调之其输。

黄帝曰:手少阴之脉独无输,何也?岐伯曰:少阴者,心脉也。心者,五脏六腑之大主也。心为帝王,精神之所舍,其脏坚固,邪不能客。客之则伤心,心伤则神去,神去则身死矣。故诸邪在于心者,皆在心之包络。包络者,心主之脉也,故少阴无输焉。少阴无输,心不病乎?对曰:其外经腑病,脏不病,故独取其经于掌后兑骨之端也。

手心主之脉,起于胸中,出属心包,下膈,历络三焦。其支者,循胸,出胁,下腋三寸,上抵腋,下循臑内,行太阴少阴之间,入肘中,下臂,行两筋之间,入掌中,循中指出其端。其支者,别掌中,循小指次指出其端。是动则病手心热,肘臂挛急,腋肿,甚则胸胁支满,心中澹澹大动,面赤目黄,善笑不休。是主脉所生病者,烦心,心痛,掌中热。盛者,则寸口大一倍于人迎;虚者,则寸口反小于人迎也。

手心主之别,名曰内关,去腕二寸,出于两筋间,循经以上,系于心包,络心系。气实则心痛,虚则为烦心。取之两筋间。心病,烦闷,少气,大热,热上荡心,呕吐,欬逆,狂语,汗出如珠,身体厥冷。其脉当浮,今反沉濡而滑;其色当赤,而反黑者,此是水之克火,为大逆,十死不治。

小肠手太阳经病证第四

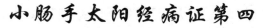

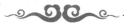

小肠病者,少腹痛,腰脊控睾而痛,时窘之后,复耳前热。若寒甚,独肩上热,及手小指次指之间热。若脉陷者,此其候也。

少腹控睾,引腰脊,上冲心,邪在小肠者,连睾系,属于脊,贯肝肺,络心系。气盛则厥逆,上冲肠胃,动肝肺,散于肓,结于厌—作齐。故取之肓原以散之,刺太阴以与之,取厥阴以下之,取巨虚下廉以去之,按其所过之经以调之。

小肠有寒,其人下重,便脓血,有热,必痔。

小肠有宿食,常暮发热,明日复止。

小肠胀者,少腹䐜胀,引腹而痛。

厥气客于小肠,则梦聚邑街衢。

手太阳之脉,起之于小指之端,循手外侧,上腕,出踝中,直上,循臂骨下廉,出肘内侧两骨之间,上循臑外后廉,出肩解,绕肩甲,交肩上,入缺盆,向腋,络心,循咽,下膈,抵胃,属小肠。其支者,从缺盆循颈上颊,至目兑眦,却入耳中。其支者,别颊,上䪼,抵鼻,至目内眦,斜络于

颧。是动则病嗌痛,颔肿,不可以顾,肩似拔,臑似折。是
主液所生病者,耳聋,目黄,颊颔肿,颈、肩、臑、肘、臂外后
廉痛。盛者,则人迎大再倍于寸口;虚者,则人迎反小于
寸口也。

脾足太阴经病证第五

脾气虚,则四肢不用,五脏不安;实,则腹胀,泾溲
不利。

脾气虚,则梦饮食不足,得其时,则梦筑垣盖屋。脾
气盛,则梦歌乐,体重,手足不举。厥气客于脾,则梦丘陵
大泽,坏屋风雨。

病在脾,日昳慧,平旦甚,日中持,下晡静。

病先发于脾,闭塞不通,身痛体重;一日之胃,而腹
胀;二日之肾,少腹腰脊痛,胻酸;三日之膀胱,背脂筋痛,
小便闭;十日不已,死。冬人定,夏晏食。

脾脉搏坚而长,其色黄,当病少气。其软而散,色不
泽者,当病足胻肿,若水状。脾脉沉之而濡,浮之而虚,苦
腹胀,烦满,胃中有热,不嗜食,食而不化,大便难,四肢苦
痹,时不仁,得之房内。月使不来,来而频并。

黄,脉之至也,大而虚,有积气在腹中,有厥气,名曰

厥疝。女子同法。得之疾使四肢，汗出当风。

寸口脉弦而滑，弦则为痛，滑则为实。痛即为急，实即为踊，痛踊相搏，即胸胁抢急。趺阳脉浮而涩，浮即胃气微，涩即脾气衰，微衰相搏，即呼吸不得，此为脾家失度。

寸口脉双紧，即为入，其气不出，无表有里，心下痞坚。趺阳脉微而涩，微即无胃气，涩即伤脾，寒在于膈，而反下之，寒积不消，胃微脾伤，谷气不行，食已自噫，寒在胸膈，上虚下实，谷气不通，为秘塞之病。

寸口脉缓而迟，缓则为阳，其气长；迟则为阴，荣气促。荣卫俱和，刚柔相得，三焦相承，其气必强。趺阳脉滑而紧，滑即胃气实，紧即脾气伤。得食而不消者，此脾不治也，能食而腹不满，此为胃气有余。腹满而不能食，心下如饥，此为胃气不行，心气虚也。得食而满者，此为脾家不治。脾中风者，翕翕发热，形如醉人，腹中烦重，皮肉瞤瞤而短气也。凡有所击仆，若醉饱入房，汗出当风，则伤脾。脾伤则中气，阴阳离别，阳不从阴，故以三分候死生。脾气弱，病利，下白，肠垢，大便坚，不能更衣，汗出不止，名曰脾气弱。或五液注下，青、黄、赤、白、黑。病人鼻下平者，胃病也；微赤者，病发痈；微黑者，有热；青者，有寒；白者，不治。唇黑者，胃先病；微燥而渴者，可治；不渴者，不可治。脐反出者，此为脾先落一云先终。脾胀者，善哕,四肢急,体重不能衣一作收。脾水者,其人腹大,四肢苦重,津液不生,但苦少气,小便难。趺阳脉浮而涩,浮则胃气强,涩则小便数,浮涩相搏,大便则坚,其脾为约。脾约者,其人大便坚,小便利而反不渴。凡人病脉以解,而反暮微烦者,人见病者差安,而强与谷,脾胃气尚弱,不能消谷,故令微烦。损谷则愈。脾之积,名曰痞气,在胃管,覆大如盘。久久不愈,病四肢不收,黄瘅,食饮不为肌肤。以冬壬癸日得之,何也?肝病传脾,脾当传肾,肾适以冬王,王者不受邪,脾复欲还肝,肝不肯受,因留结为积,故知痞气以冬得之。脾病,其色黄,饮食不消,腹苦胀满,体重节痛,大便不利,其脉微缓而长,此为可治。宜服平胃丸、泻脾丸、茱萸丸、附子汤。春当刺隐白,冬刺阴陵泉,皆泻之;夏刺大都,季夏刺公孙,秋刺商丘,皆补之。又当灸章门五十壮,背第十一椎百壮。脾病者,必身重,苦饥,足痿不收。《素问》作善肌,肉痿,足不收。行善瘛,脚下痛;虚则腹胀,肠鸣,溏泄,食不化。取其经,足太阴、阳明、少阴血者。

邪在脾胃,肌肉痛。阳气有余,阴气不足,则热中,善饥;阳气不足,阴气有余,则寒中,肠鸣腹痛;阴阳俱有余,若俱不足,则有寒有热。皆调其三里。

足太阴之脉,起于大指之端,循指内侧白肉际,过核骨后,上内踝前廉,上腨内,循胫骨后,交出厥阴之前,上循膝股内前廉，入腹，属脾，络胃，上膈，侠咽，连舌本，散舌下。其支者，复从胃别上膈，注心中。是动则病舌本强，食则呕一作吐，胃管痛，腹胀，善噫，得后与气，则快然而衰，身体皆重。是主脾所生病者，舌本痛，体不能动摇，食不下，烦心，心下急痛，寒疟，溏，瘕，泄，水闭，黄疸，好卧，不能食肉，唇青，强立股膝内痛厥，足大指不用。盛者，则寸口大三倍于人迎；虚者，则寸口反小于人迎。

足太阴之别，名曰公孙，去本节后一寸，别走阳明。其别者，入络肠胃。厥气上逆，则霍乱。实则腹中切痛，虚则鼓胀。取之所别。

脾病，其色黄，体青，失溲，直视，唇反张，爪甲青，饮食吐逆，体重节痛，四肢不举。其脉当浮大而缓，今反弦急，其色当黄，今反青，此是木之克土，为大逆，十死不治。

胃足阳明经病证第六

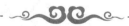

胃病者，腹胀，胃管当心而痛，上支两胁，膈咽不通，饮食不下，取三里。饮食不下，隔塞不通，邪在胃管。在上管，则抑而刺之；在下管，则散而去之。胃脉搏坚而长，其色赤，当病折髀。其软而散者，当病食痹，髀痛。胃中有癖，食冷物者，痛，不能食；食热即能食。胃胀者，腹满，胃管痛,鼻闻焦臭,妨于食,大便难。

诊得胃脉,病形何如?曰:胃实则胀,虚则泄。病先发于胃,胀满;五日之肾,少腹腰脊痛,胫酸;三日之膀胱,背胂筋痛,小便闭;五日上之脾,闭塞不通,身痛体重。《灵枢》云:上之心。六日不已,死,冬夜半后,夏日昳。六日一作三日。脉浮而芤,浮则为阳,芤则为阴,浮芤相搏,胃气生热,其阳则绝。趺阳脉浮者,胃气虚也。趺阳脉浮大者,此胃家微,虚烦,圊必日再行。芤而有胃气者,脉浮之大而软,微按之芤,故知芤而有胃气也。趺阳脉数者,胃中有热,即消谷引食。趺阳脉涩者,胃中有寒,水谷不化。趺阳脉粗粗而浮者,其病难治。趺阳脉浮迟者,故久病。趺阳脉虚则遗溺,实则失气。动作头痛重,热气朝者,属胃。厥气客于胃,则梦饮食。

足阳明之脉,起于鼻交頞中,旁约太阳之脉,下循鼻外,入上齿中,还出侠口,环唇,下交承浆。却循颐后下廉出大迎,循颊车,上耳前,过客主人,循发际,至额颅。其支者,从大迎前下人迎,循喉咙,入缺盆,下膈,属胃,络脾。其直者,从缺盆下乳内廉,下侠脐,入气街中。其支者,起胃下口,循腹里,下至气街中而合,以下髀关,抵伏兔,下入膝膑中,下循胻外廉,下足跗,入中指内间。其支者,下膝三寸,而别以下入中指外间。其支者,别跗上,入大指间,出其端。是动则病悽悽然振寒,善伸,数欠,颜黑。病至恶人与火，闻木音则惕然而惊，心动，欲独闭户牖而处，甚则欲上高而歌，弃衣而走，贲响腹胀，是为骭厥。是主血血一作胃所生病者，狂，疟一作瘈，温淫汗出，鼽衄，口喎，唇紧，颈肿，喉痹，大腹水肿，膝膑痛，循膺、乳、街、股、伏兔、骭外廉、足跗上皆痛，中指不用。气盛，则身以前皆热，其有余于胃，则消谷善饥，溺色黄；气不足，则身以前皆寒栗，胃中寒则胀满。盛者，则人迎大三倍于寸口；虚者，则人迎反小于寸口也。

肺手太阴经病证第七

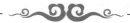

　　肺气虚，则鼻息利，少气；实，则喘喝，胸凭仰息。肺气虚，则梦见白物，见人斩血藉藉，得其时，则梦见兵战；肺气盛，则梦恐惧，哭泣。厥气客于肺，则梦飞扬，见金铁之器奇物。

　　病在肺，下晡慧，日中甚，夜半静。

　　病先发于肺，喘欬；三日之肝，胁痛支满；一日之脾，闭塞不通，身痛体重；五日之胃，腹胀；十日不已，死。冬日入，夏日出。

　　肺脉搏坚而长，当病唾血。其濡而散者，当病漏汗漏，一作灌。至今不复散发。

肺脉沉之而数，浮之而喘，苦洗洗寒热，腹满，肠中热，小便赤，肩背痛，从腰已上汗出。得之房内，汗出当风。

白，脉之至也，喘而浮大，上虚下实，惊，有积气在胸中，喘而虚，名曰肺痹，寒热，得之因醉而使内也。

肺中风者，口燥而喘，身运而重，冒而肿胀。

肺中寒者，其人吐浊涕。

形寒寒饮则伤肺，以其两寒相感，中外皆伤，故气逆而上行。肺伤者，其人劳倦则欬唾血。其脉细紧浮数，皆吐血，此为躁扰嗔怒得之，肺伤气拥所致。

肺胀者，虚而满，喘，咳逆倚息，目如脱状，其脉浮。肺水者，其人身体重，而小便难，时时大便鸭溏。肝乘肺，必作虚满。脉软而弱，弱反在关，软反在巅。浮反在上，弱反在下。浮则为阳，弱则血不足，必弱为虚。浮弱自别，浮则自出，弱则为入。浮则为出不入，此为有表无里；弱则为入不出，此为无表有里。阳出极汗，齐腰而还，此为无表有里，故名曰厥阳。在当汗出不汗出。趺阳脉浮缓，少阳微紧，微为血虚，紧为微寒，此为鼠乳，其病属肺。

肺之积，名曰息贲，在右胁下，覆大如杯。久久不愈，病洒洒寒热，气逆喘欬，发肺痈。以春甲乙日得之，何也？心病传肺，肺当传肝，肝适以春王，王者不受邪，肺复欲还心，心不肯受，因留结为积，故知息贲以春得之。

肺病，其色白，身体但寒无热，时时咳，其脉微迟，为可治。宜服五味子大补肺汤、泻肺散。春当刺少商，夏刺鱼际，皆泻之；季夏刺太渊，秋刺经渠，冬刺尺泽，皆补之。又当灸膻中百壮，背第三椎二十五壮。肺病者，必喘欬，逆气，肩息，背痛，汗出，尻、阴、股、膝挛，髀、腨、胻、足皆痛。虚则少气，不能报息，耳聋，嗌干。取其经手太阴，足太阳之外、厥阴内、少阴血者。邪在肺，则皮肤痛，发寒热，上气，气喘，汗出，欬动肩背。取之膺中、外输，背第三椎之傍，以手痛按之快然，乃刺之，取之缺盆中以越之。

手太阴之脉，起于中焦，下络大肠，还循胃口，上膈，属肺，从肺系横出腋下，下循臑内，行少阴心主之前，下肘中，后循臂内上骨下廉，入寸口，上鱼，循鱼际，出大指之端。其支者，从腕后直次指内廉，出其端。是动则病肺胀满，膨膨而喘欬，缺盆中痛，甚则交两手而瞀，是为臂厥。是主肺所生病者，欬，上气喘喝，烦心，胸满，臑臂内前廉痛，掌中热。气盛有余，则肩背痛风，汗出，小便数而欠；气虚，则肩背痛，寒，少气不足以息，溺色变，卒遗失无度。盛者，则寸口大三倍于人迎；虚者，则寸口反小于人迎也。

手太阴之别，名曰列缺。起于腋下—云腕上分间，别走阳明。其别者，并太阴之经，直入掌中，散入于鱼际。

其实则手兑掌热，虚则欠欬，小便遗数。取之去腕一寸半。肺病，身当有热，欬嗽，短气，唾出脓血。其脉当短涩，今反浮大，其色当白，而反赤者，此是火之克金，为大逆，十死不治。

大肠手阳明经病证第八

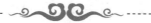

大肠病者，肠中切痛而鸣濯濯，冬日重感于寒则泄，当脐而痛，不能久立。与胃同候。取巨虚上廉。肠中雷鸣，气上冲胸，喘，不能久立，邪在大肠。刺肓之原、巨虚上廉、三里。大肠有寒，鹜溏；有热，便肠垢。大肠有宿食，寒栗发热，有时如疟状。大肠胀者，肠鸣而痛，寒则泄，食不化。厥气客于大肠，则梦田野。

手阳明之脉，起于大指次指之端外侧，循指上廉，出合谷两骨之间，上入两筋之中，循臂上廉，上入肘外廉，循臑外前廉，上肩，出髃骨之前廉，上出柱骨之会上，下入缺盆，络肺，下膈，属大肠。其支者，从缺盆直入，上颈，贯颊，入下齿缝中，还出侠口，交人中，左之右，右之左，上侠鼻孔。是动则病齿痛，颃肿。是主津所生病者，目黄，口干，鼽衄，喉痹，肩前臑痛，大指次指痛不用。气盛有余，则当脉所过者热肿；虚，则寒栗不复。盛者，则人迎大三倍于寸口；虚者，则人迎反小于寸口也。

肾足少阴经病证第九

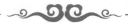

　　肾气虚，则厥逆；实，则胀满，四肢正黑。肾气虚，则梦见舟船溺人，得其时，梦伏水中，若有畏怖；肾气盛，则梦腰脊两解不相属。厥气客于肾，则梦临渊，没居水中。

　　病在肾，夜半慧，日乘四季甚，下晡静。

　　病先发于肾，少腹腰脊痛，胫酸。三日之膀胱，背胛筋痛，小便闭。二日上之心，心痛。三日之小肠，胀。四日不已，死。冬大晨，夏晏晡。肾脉搏坚而长，其色黄而赤，当病折腰。其软而散者，当病少血。肾脉沉之大而坚，浮之大而紧，苦手足骨肿，厥，而阴不兴，腰脊痛，少腹肿，心下有水气，时胀闭，时泄。得之浴水中，身未干而合房内，及劳倦发之。

　　黑，脉之至也，上坚而大，有积气在少腹与阴，名曰肾痹。得之沐浴清水而卧。凡有所用力举重，若入房过度，汗出如浴水，则伤肾。肾胀者，腹满引背央央然，腰髀痛。肾水者，其人腹大，脐肿，腰重痛，不得溺，阴下湿如牛鼻头汗，其足逆寒，大便反坚。肾著之为病，从腰以下冷，腰重如带五千钱。肾著之病，其人身体重，腰中冷如冰状。一作如水洗状。一作如坐水中,形如水状。反不渴,小便自利,食饮如故,是其证也。病属下焦。从身劳汗出,衣里冷湿故,久久得之。

肾之积,名曰奔豚,发于少腹,上至心下,如豚奔走之状,上下无时。久久不愈,病喘逆,骨痿,少气。以夏丙丁日得之,何也?脾病传肾,肾当传心,心适以夏王,王者不受邪,肾复欲还脾,脾不肯受,因留结为积,故知奔豚以夏得之。水流夜疾,何以故?师曰:土休,故流疾而有声,人亦应之,人夜卧则脾不动摇,脉为之数疾也。肾病,其色黑,其气虚弱,吸吸少气,两耳苦聋,腰痛,时时失精,饮食减少,膝以下清,其脉沉滑而迟,此为可治。宜服内补散、建中汤、肾气丸、地黄煎。春当刺涌泉,秋刺伏留,冬刺阴谷,皆补之。夏刺然谷,季夏刺太溪,皆泻之。又当灸京门五十壮,背刺第十四椎百壮。肾病者,必腹大,胫肿痛,喘欬,身重,寝汗出,憎风。虚即胸中痛,大腹、小腹痛,清厥,意不乐。取其经,足少阴、太阳血者。邪在肾,则骨痛,阴痹。阴痹者,按之而不得,腹胀,腰痛,大便难,肩背、颈项强痛,时眩。取之涌泉、昆仑,视有血者,尽取之。

足少阴之脉,起于小指之下,斜趣足心,出然骨之下,循内踝之后,别入跟中,以上腨内,出腘中内廉,上股内后廉,贯脊,属肾,络膀胱。其直者,从肾上贯肝膈,入肺中,循喉咙,侠舌本。其支者,从肺出络心,注胸中。是动则病饥而不欲食,面黑如炭色—作地色,欬唾则有血,喉鸣而喘,坐而欲起,目䀮䀮无所见,心悬若饥状,气不足则善恐,心惕惕若人将捕之,是为骨厥—作痿。是主肾所生病者,口热,舌干,咽肿,上气,嗌干及痛,烦心,心痛,黄疸,肠澼,脊、股内后廉痛,痿厥,嗜卧,足下热而痛。灸则强食而生害—作肉,缓带被发,大杖重履而步。盛者,则寸口大再倍于人迎;虚者,则寸口反小于人迎也。

足少阴之别,名曰大钟。当踝后绕跟,别走太阳。其别者,并经上走于心包,下贯腰脊。其病,气逆则烦闷,实则闭癃,虚则腰痛,取之所别。肾病,手足逆冷,面赤目黄,小便不禁,骨节烦疼,少腹结痛,气冲于心。其脉当沉细而滑,今反浮大;其色当黑,而反黄。此是土之克水,为大逆,十死不治。

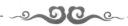

膀胱足太阳经病证第十

膀胱病者,少腹偏肿而痛,以手按之,则欲小便而不得,肩上热。若脉陷,足小指外侧及胫踝后皆热。若脉陷者,取委中。膀胱胀者,少腹满而气癃。病先发于膀胱者,背膂筋痛,小便闭。五日之肾,少腹、腰脊痛,胫酸。一日之小肠,胀。一日之脾,闭塞不通,身痛体重。二日

111

脉

经

不已，死。冬鸡鸣，夏下晡—云日夕。厥气客于膀胱，则梦游行。

足太阳之脉，起于目内眦，上额，交巅上。其支者，从巅至耳上角。其直者，从巅入络脑，还出别下项，循肩髆内，侠脊，抵腰中，入循膂，络肾，属膀胱。其支者，从腰中下会于后阴，下贯臀，入腘中。其支者，从髆内，左右别，下贯胛—作肺，过髀枢，循髀外后廉，过—本下合腘中，以下贯腨内，出外踝之后，循京骨，至小指外侧。是动则病冲头痛，目似脱，项似拔，脊痛，腰似折，髀不可以曲，腘如结，腨如裂，是为踝厥。是主筋所生病者，痔，疟，狂，癫疾，头脑顶痛，目黄，泪出，鼽衄，项、背、腰、尻、腘、腨、脚皆痛，小指不用。盛者，则人迎大再倍于寸口；虚者，则人迎反小于寸口也。

三焦手少阳经病证第十一

三焦病者，腹胀气满，小腹尤坚，不得小便，窘急，溢则为水，留则为胀。候在足太阳之外大络，在太阳、少阳之间，赤见于脉。取委阳。

少腹病肿，不得小便，邪在三焦约。取太阳大络，视其络脉与厥阴小络结而血者。肿上及胃管，取三里。

三焦胀者，气满于皮肤，壳壳然而不坚，不疼。热在上焦，因欬为肺痿。热在中焦，因腹坚。热在下焦，因溺血。

手少阳之脉，起于小指次指之端，上出两指之间，循手表腕，出臂外两骨之间，上贯肘，循臑外，上肩，而交出足少阳之后，入缺盆，交膻中，散络心包，下膈，遍属三焦。其支者，从膻中上出缺盆，上项，侠耳后，直上出耳上角，以屈下颊，至䪼。其支者，从耳后入耳中，出走耳前，过客主人前，交颊。至目兑眦。是动则病耳聋，辉辉焞焞，嗌肿，喉痹。是主气所生病者，汗出，目兑眦痛，颊肿，耳后、肩、臑、肘、臂外皆痛，小指次指不用。盛者，则人迎大一倍于寸口；虚者，则人迎反小于寸口也。

新刊王氏
脉经卷第七

朝散大夫守光禄卿直秘阁判登闻检院
上护军臣林亿等类次

病不可发汗证第一

少阴病,脉细沉数,病为在里,不可发其汗。

脉浮而紧,法当身体疼痛,当以汗解。假令尺中脉迟者,不可发其汗。何以知然? 此为荣气不足,血微少故也。

少阴病,脉微一作濡而微弱。不可发其汗,无阳故也。

脉濡而弱,弱反在关,濡反在巅。微反在上,涩反在下。微则阳气不足,涩则无血。阳气反微,中风汗出而反躁烦,涩则无血,厥而且寒,阳微发汗,躁不得眠。

动气在右,不可发汗。发汗则衄而渴,心苦烦,饮即吐水。

动气在左,不可发汗。发汗则头眩,汗不止,筋惕肉𥆧。

动气在上，不可发汗。发汗则气上冲，正在心端。

动气在下，不可发汗。发汗则无汗，心中大烦，骨节苦疼，目运恶寒，食即反吐，谷不得前一云谷不消化。

咽中闭塞，不可发汗。发汗则吐血，气微绝，手足逆冷，欲得蜷卧，不能自温。

诸脉数，动微弱，并不可发汗。发汗则大便难，腹中干一云小便难，胞中干，胃燥而烦。其形相象，根本异源。

脉濡而弱，弱反在关，濡反在巅，弦反在上，微反在下。弦为阳运，微为阴寒，上实下虚，意欲得温。微弦为虚，不可发汗，发汗则寒栗，不能自还。欬者则剧，数吐涎沫，咽中必干，小便不利，心中饥烦，晬时而发，其形似疟，有寒无热，虚而寒栗。欬而发汗，蜷而苦满满，一作心痛，腹中复坚。

厥，不可发汗，发汗则声乱，咽嘶，舌萎，谷不得前。

诸逆发汗，微者难愈，剧者言乱，睛眩者死，命将难全。

太阳病，得之八九日，如疟状，发热而恶寒，热多寒少，其人不呕，清便续自可，一日再三发，其脉微而恶寒，此为阴阳俱虚，不可复发汗也。

太阳病，发热恶寒，热多寒少，脉微弱，则无阳也，不可复发其汗。咽干燥者，不可发汗。

亡血家，不可攻其表，汗出则寒栗而振。

衄家，不可攻其表，汗出必额陷，脉上促急而紧，直视而不能眴，不得眠。

汗家，重发其汗，必恍惚心乱，小便已阴疼，可与禹余粮丸。

淋家，不可发汗，发其汗，必便血。

疮家，虽身疼痛，不可攻其表，汗出则痓—作痉，下同。

冬时发其汗，必吐利，口中烂，生疮。

下利清谷，不可攻其表，汗出必胀满。

欬而小便利，若失小便，不可攻其表。汗出则厥逆冷。汗出多极，发其汗，亦坚。

伤寒一二日至四五日，厥者必发热，前厥者后必热，厥深者热亦深，厥微者热亦微。厥应下之，而反发其汗，必口伤烂赤。病人脉数，数为有热，当消谷引食。反吐者，医发其汗，阳微，膈气虚，脉则为数，数为客阳，不能消谷，胃中虚冷，故令吐也。

伤寒四五日，其脉沉，烦而喘满。脉沉者，病为在里，反发其汗，津液越出，大便为难，表虚里实，久则谵语。

伤寒头痛，翕翕发热，形象中风，常微汗出。又自呕者，下之益烦心，懊忄恢如饥；发汗则致痓，身强难以屈伸；熏之则发黄，不得小便，久则发欬唾。

太阳病，发其汗，因致痓。

伤寒脉弦细，头痛而反发热，此属少阳，少阳不可发其汗。

太阳与少阳并病,头项强痛,或眩冒,时如结胸,心下痞坚者,不可发其汗。

少阴病,欬而下利,谵语者,此被火气劫故也。小便必难,以强责少阴汗也。

少阴病,但厥无汗,而强发之,必动其血,未知从何道出,或从口鼻,或从目出—本作耳目者,是为下厥上竭,为难治。

伤寒有五,皆热病之类也。同病异名,同脉异经。病虽俱伤于风,其人自有痼疾,则不得同法。其人素伤于风,因复伤于热,风热相薄,则发风温,四肢不收,头痛身热,常汗出不解,治在少阴、厥阴,不可发汗。汗出谵言独语,内烦,躁扰不得卧,善惊,目乱无精,治之复发其汗,如此者医杀之也。

伤寒湿温,其人常伤于湿,因而中暍。湿热相薄,则发湿温。病苦两胫逆冷,腹满叉胸,头目痛,若妄言,治在足太阴,不可发汗。汗出必不能言,耳聋,不知痛所在,身青,面色变,名曰重暍。如此者,死,医杀之也。上二首出《医律》。

病可发汗证第二

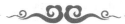

大法,春夏宜发汗。

凡发汗，欲令手足皆周至，漐漐一时间益佳，但不欲如水流离。若病不解，当重发汗。汗多则亡阳，阳虚不得重发汗也。

凡服汤药发汗，中病便止，不必尽剂也。

凡云可发汗而无汤者，丸散亦可用，要以汗出为解，然不如汤随证良。

太阳病，外证未解，其脉浮弱，当以汗解，宜桂枝汤。

太阳病，脉浮而数者，可发其汗，属桂枝汤证。

阳明病，脉迟，汗出多，微恶寒，表为未解，可发其汗，属桂枝汤证。

夫病脉浮大，问病者，言但便坚耳。设利者为虚，大逆。坚为实，汗出而解，何以故？脉浮，当以汗解。

伤寒，其脉不弦紧而弱，弱者必渴，被火必谵语。弱者发热，脉浮，解之，当汗出愈。

病者烦热，汗出即解。复如疟状，日晡所发热，此属阳明。脉浮虚者，当发其汗，属桂枝汤证。

病常自汗出，此为荣气和，荣气和而外不解，此卫不和也。荣行脉中，为阴，主内；卫行脉外，为阳，主外。复发其汗，卫和则愈，属桂枝汤证。

病人脏无他病，时发热自汗出，而不愈，此卫气不和也。先其时发汗即愈，属桂枝汤证。

脉浮而紧，浮则为风，紧则为寒，风则伤卫，寒则伤荣,荣卫俱病,骨节烦疼,可发其汗,宜麻黄汤。

太阳病不解,热结膀胱,其人如狂,血必自下,下者即愈。其外未解者,尚未可攻,当先解其外,属桂枝汤证。

太阳病,下之,微喘者,表未解故也。属桂枝加厚朴杏子汤证。

伤寒,脉浮紧,不发其汗,因衄,属麻黄汤证。

阳明病,脉浮,无汗,其人必喘。发其汗则愈,属麻黄汤证。

太阴病,脉浮者,可发其汗,属桂枝汤证。

太阳病,脉浮紧,无汗而发热,其身疼痛,八九日不解,表候续在,此当发其汗,服汤微除。发烦目瞑,剧者必衄,衄乃解。所以然者,阳气重故也。属麻黄汤证。

脉浮者,病在表,可发其汗,属桂枝汤证。

伤寒不大便六七日,头痛有热,与承气汤,其大便反青一作小便清者。此为不在里故,在表也,当发其汗。头痛者,必衄,属桂枝汤证。

下利后,身体疼痛,清便自调,急当救表,宜桂枝汤。

太阳病,头痛发热,汗出恶风,若恶寒,属桂枝汤证。

太阳中风,阳浮而阴濡弱。浮者热自发,濡弱者汗自出,啬啬恶寒,淅淅恶风,翕翕发热,鼻鸣干呕,属桂枝汤证。

太阳病,发热汗出,此为荣弱卫强,故使汗出,欲救邪风，属桂枝汤证。

太阳病，下之，气上撞，可与桂枝汤；不撞，不可与之。

太阳病，初服桂枝汤，而反烦不解者，法当先刺风池、风府，却与桂枝汤则愈。烧针令其汗，针处被寒，核起而赤者，必发贲豚。气从少腹上撞心者，灸其核上一壮，与桂枝加桂汤。

太阳病，项背强几几，反汗出恶风，属桂枝加葛根汤。

太阳病，项背强几几，无汗恶风，属葛根汤。

太阳与阳明合病，而自利不呕者，属葛根汤证。

太阳与阳明合病，不下利，但呕，属葛根加半夏汤。

太阳病，桂枝证，医反下之，遂利不止，其脉促者，表未解，喘而汗出，属葛根黄芩黄连汤。

太阳病，头痛发热，身体疼，腰痛，骨节疼痛，恶风，无汗而喘，属麻黄汤证。

太阳与阳明合病，喘而胸满，不可下也。属麻黄汤证。

太阳中风，脉浮紧，发热恶寒，身体疼痛，不汗出而烦躁，头痛，属大青龙汤。脉微弱，汗出恶风，不可服之。服之则厥，筋惕肉瞤，此为逆也。

伤寒脉浮缓，其身不疼，但重，乍有轻时，无少阴证者，大青龙汤发之。

伤寒表不解，心下有水气，干呕，发热而欬，或渴，或利,或噎,或小便不利,小腹满,或微喘,属小青龙汤。

伤寒,心下有水气,欬而微喘,发热不渴,服汤已而渴者,此寒去,为欲解,属小青龙汤证。

阳明中风,脉弦浮大而短气,腹都满,胁下及心痛,久按之,气不通<small>一作按之不痛</small>,鼻干,不得汗,嗜卧,一身及目悉黄,小便难,有潮热,时时哕,耳前后肿,刺之小差,外不解,病过十日,脉续浮,与小柴胡汤。但浮,无余证,与麻黄汤。不溺,腹满加哕,不治。

太阳病,十日以去,脉浮细,嗜卧,此为外解。设胸满胁痛,与小柴胡汤。脉浮者,属麻黄汤证。

中风,往来寒热,伤寒五六日以后,胸胁苦满,嘿嘿不欲饮食,烦心喜呕,或胸中烦而不呕,或渴,或腹中痛,或胁下痞坚,或心中悸,小便不利,或不渴,外有微热,或欬者,属小柴胡汤。

伤寒四五日,身体热,恶风,颈项强,胁下满,手足温而渴,属小柴胡汤证。

伤寒六七日,发热、微恶寒,支节烦疼,微呕,心下支结,外证未去者,属柴胡桂枝汤。

少阴病,得之二三日,麻黄附子甘草汤微发汗,以二三日无里证,故微发汗也。

脉浮,小便不利,微热,消渴,与五苓散,利小便发汗。

病发汗以后证第三

　　二阳并病,太阳初得病时,发其汗,汗先出,复不彻,因转属阳明,续自微汗出,不恶寒。若太阳证不罢,不可下,下之为逆,如此者,可小发其汗。设面色缘缘正赤者,阳气怫郁在表,当解之,熏之。若发汗不大彻,不足言,阳气怫郁不得越。当汗而不汗,其人躁烦,不知痛处,乍在腹中,乍在四肢,按之不可得,其人短气但坐,汗出而不彻故也。更发其汗即愈。何以知其汗不彻? 脉涩,故以知之。

　　未持脉时,病人叉手自冒心。师因教试令欬而不即欬者,此必两耳无所闻也。所以然者,重发其汗,虚故也。

　　发汗后,饮水多者必喘。以水灌之亦喘。

　　发汗后,水药不得入口为逆。若更发其汗,必吐下不止。

　　阳明病,本自汗出,医复重发其汗,病已差,其人微烦,不了了,此大便坚也,以亡津液,胃中干燥,故令其坚。当问小便日几行,若本日三四行,今日再行者,必知大便不久出,今为小便数少,津液当还入胃中,故知必当大便也。

发汗多，又复发其汗，此为亡阳。若谵语、脉短者，死；脉自和者，不死。

伤寒发其汗，身目为黄，所以然者，寒湿相搏，在里不解故也。病人有寒，复发其汗，胃中冷，必吐蛔。

太阳病，发其汗，遂漏而不止，其人恶风，小便难，四肢微急，难以屈伸，属桂枝加附子汤。

服桂枝汤，大汗出，若脉但洪大，与桂枝汤。若其形如疟，一日再三发，汗出便解，属桂枝二麻黄一汤。

服桂枝汤，大汗出，大烦渴不解，若脉洪大，属白虎汤。

伤寒，脉浮，自汗出，小便数，颇复<small>仲景颇复字作心烦</small>微恶寒，而脚挛急，反与桂枝，欲攻其表，得之便厥，咽干，烦躁，吐逆，当作甘草干姜汤，以复其阳。厥愈足温，更作芍药甘草汤与之，其脚即伸。而胃气不和，谵语，可与承气汤。重发其汗，复加烧针者，属四逆汤。

伤寒，发汗已解，半日许复烦，其脉浮数，可复发其汗，属桂枝汤。

发汗后，身体疼痛，其脉沉迟，属桂枝加芍药生姜人参汤。

发汗后，不可更行桂枝汤，汗出而喘，无大热，可以麻黄杏子甘草石膏汤。

发汗过多以后，其人叉手自冒心，心下悸，而欲得按之,属桂枝甘草汤。

发汗后,其人脐下悸,欲作贲豚,属茯苓桂枝甘草大枣汤。

发汗后,腹胀满,属厚朴生姜半夏甘草人参汤。

发其汗不解,而反恶寒者,虚故也,属芍药甘草附子汤。不恶寒,但热者,实也,当和其胃气,宜小承气汤。

太阳病,发汗,若大汗出,胃中燥,烦不得眠,其人欲饮水,当稍饮之,令胃中和则愈。

发汗已,脉浮而数,复烦渴者,属五苓散。

伤寒,汗出而渴,属五苓散证;不渴,属茯苓甘草汤。

太阳病,发其汗,汗出不解,其人发热,心下悸,头眩,身瞤而动,振振欲擗地,属真武汤。

伤寒,汗出,解之后,胃中不和,心下痞坚,干噫食臭,胁下有水气,腹中雷鸣而利,属生姜泻心汤。

伤寒发热,汗出不解后,心中痞坚,呕而下利,属大柴胡汤。

太阳病三日,发其汗不解,蒸蒸发热者,属于胃也,属承气汤。

大汗出,热不去,内拘急,四肢疼,下利,厥逆而恶寒,属四逆汤。

发汗多,亡阳谵语者,不可下,与柴胡桂枝汤,和其荣卫,以通津液,后自愈。

病不可吐证第四

太阳病，当恶寒而发热，今自汗出，反不恶寒发热，关上脉细而数，此医吐之过也。若得病一日、二日吐之，腹中饥，口不能食。三日、四日吐之，不喜糜粥，欲食冷食，朝食暮吐，此医吐之所致也，此为小逆。

太阳病，吐之者，但太阳病当恶寒，今反不恶寒，不欲近衣，此为吐之内烦也。

少阴病，饮食入则吐，心中温温欲吐，复不能吐，始得之，手足寒，脉弦迟，此胸中实，不可下。若膈上有寒饮，干呕者，不可吐，当温之。

诸四逆厥者，不可吐之，虚家亦然。

病可吐证第五

大法，春宜吐。

凡服汤吐，中病便止，不必尽剂也。

病如桂枝证，其头不痛，项不强，寸口脉微浮，胸中痞坚，气上撞咽喉，不得息，此为胸有寒，当吐之。

病胸上诸实,胸中郁郁而痛,不能食,欲使人按之,而反有浊唾,下利日十余行,其脉反迟,寸口微滑,此可吐之,吐之利即止。

少阴病,饮食入则吐,心中温温欲吐,复不能吐,当遂吐之。宿食在上管,当吐之。

病者手足厥冷,脉乍紧,邪结在胸中,心下满而烦,饥不能食,病在胸中,当吐之。

病不可下证第六

脉濡而弱,弱反在关,濡反在巅,微反在上,涩反在下。微则阳气不足,涩则无血。阳气反微,中风汗出,而反躁烦;涩则无血,厥而且寒。阳微不可下,下之则心下痞坚。

动气在右,不可下。下之则津液内竭,咽燥鼻干,头眩心悸。

动气在左,不可下。下之则腹里拘急,食不下,动气反剧,身虽有热,卧反欲蜷。

动气在上,不可下。下之则掌握热烦,身浮冷,热汗自泄,欲水自灌。

动气在下,不可下。下之则腹满,卒起头眩,食则下清谷,心下痞坚。

咽中闭塞,不可下。下之则上轻下重,水浆不下,卧则欲蜷,身体急痛,复下利日十数行。

诸外实,不可下。下之则发微热,亡脉则厥,当脐握热。

诸虚,不可下。下之则渴,引水者易愈,恶水者剧。

脉濡而弱,弱反在关,濡反在巅,弦反在上,微反在下。弦为阳运,微为阴寒,上实下虚,意欲得温。微弦为虚,虚者不可下。微则为欬,欬则吐涎沫。下之欬则止,而利不休,胸中如虫啮,粥入则出,小便不利,两胁拘急,喘息为难,颈背相牵,臂则不仁,极寒反汗出,躯冷若冰,眼睛不慧,语言不休,谷气多入,则为除中,口虽欲言,舌不得前。

脉濡而弱,弱反在关,濡反在巅,浮反在上,数反在下。浮则为阳虚,数则为无血,浮则为虚,数则生热。浮则为虚,自汗而恶寒。数则为痛,振而寒栗。微弱在关,胸下为急,喘汗,不得呼吸。呼吸之中,痛在于胁,振寒相搏,其形如疟。医反下之,令脉急数,发热,狂走见鬼,心下为痞。小便淋沥,少腹甚坚,小便血也。脉濡而紧,濡则阳气微,紧则荣中寒。阳微卫中风,发热而恶寒。荣紧胃气冷,微呕心内烦。医以为大热,解肌而发汗,亡阳虚烦躁,心下苦痞坚,表里俱虚竭。卒起而头眩,客热在皮肤，怅怏不得眠。不知胃气冷，紧寒在关元，技巧无所施，汲水灌其身。客热应时罢，栗栗而振寒，重被而覆之，汗出而冒巅，体惕而又振，小便为微难。寒气因水发，清谷不容间，呕变反肠出，颠倒不得安，手足为微逆，身冷而内烦。迟欲从后救，安可复追还。

脉浮而大，浮为气实，大为血虚。血虚为无阴，孤阳独下阴部，小便难，胞中虚。今反小便利而大汗出，法卫家当微，今反更实，津液四射，荣竭血尽，干烦不眠，血薄肉消，而成暴液。医复以毒药攻其胃，此为重虚，客阳去有期，必下如污泥而死。

趺阳脉迟而缓，胃气如经。趺阳脉浮而数，浮则伤胃，数则动脾，此非本病，医特下之所为也。荣卫内陷，其数先微，脉反但浮，其人必坚，气噫而除。何以言之？脾脉本缓，今数脉动脾，其数先微，故知脾气不治，大便坚，气噫而除。今脉反浮，其数改微，邪气独留，心中则饥，邪热不杀谷，潮热发渴数脉当迟缓，脉因前后度数如前_{仲景前字作法}，病者则饥。数脉不时，则生恶疮。脉数者，久数不止，止则邪结，正气不能复，正气却结于脏，故邪气浮之，与皮毛相得。脉数者，不可下，下之必烦，利不止。

少阴病，脉微，不可发其汗，无阳故也。阳已虚，尺中弱涩者，复不可下之。

脉浮大，应发其汗，医反下之，此为大逆。

脉浮而大,心下反坚,有热属脏,攻之,不全微汗。属腑,溲数则坚,汗多即愈,汗少便难。脉迟,尚未可攻。

二阳并病,太阳初得病时,发其汗,汗先出,复不彻,因转属阳明,欲自汗出,不恶寒。若太阳证不罢,不可下,下之为逆。

结胸证,其脉浮大,不可下,下之即死。

太阳与阳明合病,喘而胸满,不可下之。

太阳与少阳并病,心下痞坚,颈项强而眩,勿下之。

诸四逆厥者,不可下之,虚家亦然。

病欲吐者,不可下之。

太阳病,有外证未解,不可下,下之为逆。

病发于阳,而反下之,热入因作结胸。发于阴,而反下之,因作痞。痞脉浮紧而下之,紧反入里,因作痞。

夫病阳多者热,下之则坚。

本虚,攻其热必哕。无阳,阴强而坚,下之,必清谷而腹满。

太阴之为病,腹满而吐,食不下,下之益甚,腹时自痛,胸下结坚。

厥阴之为病,消渴,气上撞,心中疼热,饥而不欲食,甚者则欲吐,下之不肯止。

少阴病,其人饮食入则吐,心中温温欲吐,复不能吐。始得之,手足寒,脉弦迟,此胸中实,不可下也。

伤寒五六日，不结胸，腹濡，脉虚，复厥者，不可下，下之亡血死。伤寒，发热，但头痛，微汗出。发其汗则不识人。熏之则喘，不得小便，心腹满。下之则短气而腹满，小便难，头痛背强。加温针则必衄。

伤寒，其脉阴阳俱紧，恶寒发热，则脉欲厥。厥者，脉初来大，渐渐小，更来渐大，是其候也。恶寒甚者，翕翕汗出，喉中痛。热多者，目赤，睛不慧。医复发之，咽中则伤。若复下之，则两目闭，寒多清谷，热多便脓血。熏之则发黄，熨之则咽燥。小便利者可救。难者，必危殆。

伤寒发热，口中勃勃气出，头痛目黄，鼻衄不可制。贪水者必呕，恶水者厥，下之咽中生疮。假令手足温者，下重便脓血。头痛目黄者，下之目闭。贪水者，下之其脉必厥，其声嘤，咽喉塞。发其汗则战栗，阴阳俱虚。恶水者，下之里冷不嗜食，大便完谷出。发其汗，口中伤，舌上苔滑，烦躁。脉数实，不大便六七日，后必便血。复发其汗，小便即自利。

得病二三日，脉弱，无太阳柴胡证，而烦躁，心下坚。至四日，虽能食，以承气汤少与微和之，令小安。至六日，与承气汤一升。不大便六七日，小便少者，虽不大便，但头坚后溏，未定成其坚，攻之必溏。当须小便利，定坚，乃可攻之。

脏结无阳证，寒而不热《伤寒论》云：不往来寒热，其人反

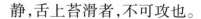
静,舌上苔滑者,不可攻也。

伤寒呕多,虽有阳明证,不可攻之。

阳明病,潮热,微坚,可与承气汤;不坚,不可与。若不大便六七日,恐有燥屎,欲知之法,可少与小承气汤。腹中转失气者,此为有燥屎,乃可攻之。若不转失气者,此但头坚后溏,不可攻之,攻之必腹满不能食。欲饮水者,即哕。其后发热者,必复坚,以小承气汤和之。若不转失气者,慎不可攻之。

阳明病,身合色赤者,不可攻也。必发热色黄者,小便不利也。

阳明病,当心下坚满,不可攻之。攻之,遂利不止者,死;止者,愈。

阳明病,自汗出,若发其汗,小便自利,此为内竭,虽坚不可攻之。当须自欲大便,宜蜜煎导而通之。若土瓜根及猪胆汁,皆可以导。

下利,其脉浮大,此为虚,以强下之故也,设脉浮革,因尔肠鸣,属当归四逆汤。

病可下证第七

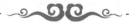

大法,秋宜下。

凡可下者，以汤胜丸散，中病便止，不必尽三服。

阳明病，发热汗多者，急下之，属大柴胡汤。

少阴病，得之二三日，口燥咽干者，急下之，属承气汤。

少阴病六七日，腹满不大便者，急下之，属承气汤证。

少阴病，下利清水，色青者，心下必痛，口干燥者，可下之，属大柴胡汤、承气汤证。

下利，三部脉皆平，按其心下坚者，可下之，属承气汤证。

阳明与少阳合病而利，脉不负者为顺，负者失也。互相克贼为负。

滑而数者，有宿食，当下之，属大柴胡、承气汤证。

伤寒后脉沉，沉为内实，《玉函》云：脉沉实，沉实者，下之。下之解，属大柴胡汤证。

伤寒六七日，目中不了了，睛不和，无表里证，大便难，微热者，此为实。急下之，属大柴胡汤、承气汤证。

太阳病未解，其脉阴阳俱停，必先振，汗出解。但阳微者，先汗之而解；但阴微者，先下之而解。属大柴胡汤证。阴微一作尺实。

脉双弦迟，心下坚，脉大而紧者，阳中有阴，可下之，属承气汤证。

结胸者，项亦强，如柔痓状，下之即和。病者无表里证，发热七八日，虽脉浮数，可下之，属大柴胡汤证。

太阳病六七日，表证续在，其脉微沉，反不结胸，其人发狂，此热在下焦，少腹当坚而满，小便自利者，下血乃愈。所以然者，以太阳随经，瘀热在里故也。属抵当汤。

太阳病，身黄，其脉沉结，少腹坚，小便不利，为无血；小便自利，其人如狂者，血证谛。属抵当汤证。

伤寒有热而少腹满，应小便不利，今反利者，此为血，当下之，属抵当丸证。

阳明病，发热而汗出，此为热越，不能发黄，但头汗出，其身无有，齐颈而还，小便不利，渴引水浆，此为瘀热在里，身必发黄，属茵陈蒿汤。

阳明证，其人喜忘，必有蓄血。所以然者，本有久瘀血，故令喜忘。虽坚，大便必黑，属抵当汤证。汗出而谵语者，有燥屎在胃中，此风也。过经乃可下之。下之若早，语言乱，以表虚里实故也。下之则愈，属大柴胡汤、承气汤证。

病者烦热，汗出即解，复如疟状，日晡所发者，属阳明。脉实者，当下之，属大柴胡汤、承气汤证。阳明病，谵语，有潮热，而反不能食者，必有燥屎五六枚；若能食者，但坚耳，属承气汤证。

太阳中风，下利呕逆，表解，乃可攻之。其人漐漐汗出，发作有时，头痛，心下痞坚满，引胁下痛，呕则短气，汗出，不恶寒，此为表解里未和，属十枣汤。

太阳病不解，热结膀胱，其人如狂，血自下，下之即愈。其外未解，尚未可攻，当先解外。外解，小腹急结者，乃可攻之，属桃人承气汤。

伤寒七八日，身黄如橘，小便不利，少腹微满，属茵陈蒿汤证。

伤寒十余日，热结在里，复往来寒热，属大柴胡汤证。但结胸，无大热，此为水结在胸胁，头微汗出，与大陷胸汤。

伤寒六七日，结胸热实，其脉沉紧，心下痛，按之如石坚，与大陷胸汤。

阳明病，其人汗多，津液外出，胃中燥，大便必坚，坚者则谵语，属承气汤证。

阳明病，不吐下而心烦者，可与承气汤。

阳明病，其脉迟，虽汗出而不恶寒，其体一本作人必重，短气，腹满而喘，有潮热，如此者，其外为解，可攻其里。若手足濈然汗出者，此大便已坚，属承气汤。其热不潮，未可与承气汤。若腹满大而不大便者，属小承气汤，微和胃气，勿令至大下。

阳明病，谵语，发潮热，其脉滑疾，如此者，属承气汤。因与承气汤一升，腹中转失气者，复与一升；如不转失气者，勿更与之。明日又不大便，脉反微涩者，此为里虚，为

脉

经

134

难治,不可更与承气汤。

二阳并病,太阳证罢,但发潮热,手足絷絷汗出,大便难而谵语者,下之愈,属承气汤证。

病人小便不利,大便乍难乍易,时有微热,喘冒不能卧者,有燥屎也,属承气汤证。

病发汗吐下以后证第八

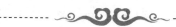

师曰:病人脉微而涩者,此为医所病也。大发其汗,又数大下之,其人亡血,病当恶寒而发热,无休止时。夏月盛热而与_{仲景作欲}著复衣,冬月盛寒而与_{仲景作欲}裸其体。所以然者,阳微即恶寒,阴弱即发热,故_{仲景作医}发其汗,使阳气微,又大下之,令阴气弱。五月之时,阳气在表,胃中虚冷,以阳气内微,不能胜冷,故与_{仲景作欲}著复衣。十一月之时,阳气在里,胃中烦热,以阴气内弱,不能胜热,故与_{仲景作欲}裸其体。又阴脉迟涩,故知亡血。

太阳病三日,已发其汗,吐下、温针而不解,此为坏病,桂枝复不中与也。观其脉证,知犯何逆,随证而治之。

脉浮数,法当汗出而愈,而下之,则身体重,心悸,不可发其汗,当自汗出而解。所以然者,尺中脉微,此里虚,须表里实,津液和,即自汗出愈。

凡病若发汗，若吐，若下，若亡血，无津液，而阴阳自和者，必自愈。

大下后，发汗，其人小便不利，此亡津液，勿治，其小便利，必自愈。

下以后，复发其汗，必振寒，又其脉微细。所以然者，内外俱虚故也。

太阳病，先下而不愈，因复发其汗，表里俱虚，其人因冒。冒家当汗出自愈。所以然者，汗出表和故也。表和，然后下之。

得病六七日，脉迟浮弱，恶风寒，手足温。医再三下之，不能多 多一作食，其人胁下满，面目及身黄，颈项强，小便难，与柴胡汤，后必下重，本渴，饮水而呕，柴胡汤复不中与也，食谷者哕。

太阳病，二三日，终不能卧，但欲起者，心下必结，其脉微弱者，此本寒也。而反下之，利止者，必结胸；未止者，四五日复重下之。此挟热利也。

太阳病，下之，其脉促，不结胸者，此为欲解。其脉浮者，必结胸。其脉紧者，必咽痛。其脉弦者，必两胁拘急。其脉细而数者，头痛未止。其脉沉而紧者，必欲呕。其脉沉而滑者，挟热利。其脉浮而滑者，必下血。

太阳少阳并病，而反下之，成结胸，心下坚，下利不复止，水浆不肯下，其人必心烦。

脉浮紧，而下之，紧反入里，则作痞，按之自濡，但气痞耳。

伤寒吐下、发汗，虚烦，脉甚微，八九日心下痞坚，胁下痛，气上冲咽喉，眩冒，经脉动惕者，久而成痿。

阳明病，不能食，下之不解，其人不能食，攻其热必哕。所以然者，胃中虚冷故也。

阳明病，脉迟，食难用饱，饱即发烦、头眩者，必小便难，此欲作谷疸。虽下之，其腹满如故耳。所以然者，脉迟故也。

太阳病，寸缓关浮尺弱，其人发热而汗出，复恶寒，不呕，但心下痞者，此为医下之也。

伤寒，大吐大下之，极虚，复极汗者，其人外气怫郁，复与之水，以发其汗，因得哕。所以然者，胃中寒冷故也。

吐、下、发汗后，其人脉平，而小烦者，以新虚不胜谷气故也。

太阳病，医发其汗，遂发热而恶寒，复下之，则心下痞。此表里俱虚，阴阳气并竭，无阳则阴独。复加火针，因而烦，面色青黄，肤𣇃，如此者，为难治。今色微黄，手足温者，易愈。

服桂枝汤，下之，头项强痛，翕翕发热，无汗，心下满微痛，小便不利，属桂枝去桂加茯苓术汤。

太阳病，先发其汗，不解，而下之，其脉浮者，不愈。

浮为在外,而反下之,故令不愈。今脉浮,故在外,当解其外则愈,属桂枝汤。下以后,复发其汗者,则昼日烦躁不眠,夜而安静,不呕不渴,而无表证,其脉沉微,身无大热,属干姜附子汤。

伤寒吐、下、发汗后,心下逆满,气上撞胸,起即头眩,其脉沉紧,发汗即动经,身为振摇,属茯苓桂枝术甘草汤。

发汗、吐、下以后,不解,烦躁,属茯苓四逆汤。

伤寒发汗、吐、下后,虚烦不得眠。剧者,反覆颠倒,心中懊憹,属栀子汤。若少气,栀子甘草汤。若呕,栀子生姜汤。若腹满者,栀子厚朴汤。

发汗若下之,烦热,胸中塞者,属栀子汤证。

太阳病,过经十余日,心下温温欲吐而胸中痛,大便反溏,其腹微满,郁郁微烦,先时自极吐下者,与承气汤。不尔者,不可与。欲呕,胸中痛,微溏,此非柴胡汤证,以呕故知极吐下也。

太阳病,重发其汗,而复下之,不大便五六日,舌上燥而渴,日晡所小有潮热,从心下至少腹坚满,而痛不可近,属大陷胸汤。

伤寒五六日,其人已发汗,而复下之,胸胁满微结,小便不利,渴而不呕,但头汗出,往来寒热,心烦,此为未解,属柴胡桂枝干姜汤。

伤寒汗出,若吐下,解后,心下痞坚,噫气不除者,属旋覆代赭汤。

大下已后，不可更行桂枝汤。汗出而喘，无大热，可以麻黄杏子甘草石膏汤。

伤寒大下后，复发其汗，心下痞，恶寒者，表未解也。不可攻其痞，当先解表，表解，乃攻其痞。解表属桂枝汤，攻痞属大黄黄连泻心汤。

伤寒吐下后，七八日不解，热结在里，表里俱热，时时恶风，大渴，舌上干燥而烦，欲饮水数升，属白虎汤。

伤寒吐下后未解，不大便五六日至十余日，其人日晡所发潮热，不恶寒，独语如见鬼神之状。若剧者，发则不识人，循衣妄撮，怵惕不安，微喘直视，脉弦者生，涩者死。微者，但发热谵语，属承气汤。若下者，勿复服。

三阳合病，腹满身重，难以转侧，口不仁，面垢，谵语，遗溺。发汗则谵语，下之则额上生汗，手足厥冷，自汗，属白虎汤证。

阳明病，其脉浮紧，咽干口苦，腹满而喘，发热汗出，而不恶寒，反偏恶热，其身体重，发其汗即躁，心愦愦而反谵语。加温针，必怵惕，又烦躁不得眠。下之，即胃中空虚，客气动膈，心中懊憹，舌上苔者，属栀子汤证。

阳明病，下之，其外有热，手足温，不结胸，心中懊憹，若饥不能食，但头汗出，属栀子汤证。

阳明病，下之，心中懊憹而烦，胃中有燥屎者，可攻。

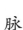

其人腹微满，头坚后溏者，不可下之。有燥屎者，属承气汤证。

脉

太阳病，吐下发汗后，微烦，小便数，大便因坚，可与小承气汤和之，则愈。

经

大汗若大下，而厥冷者，属四逆汤证。

太阳病，下之，其脉促胸满者，属桂枝去芍药汤。若微寒，属桂枝去芍药加附子汤。

伤寒五六日，大下之，身热不去，心中结痛者，未欲解也，属栀子汤证。

伤寒下后，烦而腹满，卧起不安，属栀子厚朴汤。

伤寒，医以丸药大下之，身热不去，微烦，属栀子干姜汤。

伤寒，医下之，续得下利，清谷不止。身体疼痛，急当救里。身体疼痛，清便自调，急当救表。救里宜四逆汤，救表宜桂枝汤。

太阳病，过经十余日，反再三下之，后四五日，柴胡证续在，先与小柴胡汤。呕止小安。呕止小安，一云：呕不止，心下急。其人郁郁微烦者，为未解，与大柴胡汤，下者止。伤寒，十三日不解，胸胁满而呕，日晡所发潮热，而微利。此本当柴胡汤下之，不得利，今反利者，故知医以丸药下之，非其治也。潮热者，实也，先再服小柴胡汤，以解其外，后属柴胡加芒硝汤。伤寒十三日，过经而谵语，内有热也,当以汤下之。小便利者,大便当坚,而反利,其脉调和者,知医以丸药下之,非其治也。自利者,其脉当微,厥,今反和者,此为内实,属承气汤证。

伤寒八九日,下之,胸满烦惊,小便不利,谵语,一身不可转侧,属柴胡加龙骨牡蛎汤。

火逆下之,因烧针烦躁,属桂枝甘草龙骨牡蛎汤。

太阳病,脉浮而动数,浮则为风,数则为热,动则为痛,数则为虚。头痛发热,微盗汗出,而反恶寒,其表未解。医反下之,动数则迟,头痛即眩一云膈内拒痛,胃中空虚,客气动膈,短气躁烦,心中懊侬,阳气内陷,心下因坚,则为结胸,属大陷胸汤。若不结胸,但头汗出,其余无有,齐颈而还,小便不利,身必发黄。

伤寒五六日,呕而发热,柴胡汤证具,而以他药下之,柴胡证仍在,复与柴胡汤。此虽已下,不为逆也。必蒸蒸而振,却发热汗出而解。若心下满而坚痛者,此为结胸,属大陷胸汤。若但满而不痛者,此为痞,柴胡复不中与也。属半夏泻心汤。

本以下之,故心下痞,与之泻心。其痞不解,其人渴而口燥,小便不利者,属五苓散。一方言忍之,一日乃愈。

伤寒中风,医反下之,其人下利日数十行,谷不化,腹中雷鸣,心下痞坚而满,干呕而烦,不能得安。医见心下痞,为病不尽,复重下之,其痞益甚,此非结热,但胃中虚,客气上逆,故使之坚,属甘草泻心汤。

伤寒,服汤药,而下利不止,心下痞坚,服泻心汤已。后以他药下之,利不止,医以理中与之,利益甚。理中,理中焦,此利在下焦,属赤石脂禹余粮汤。若不止者,当利其小便。

太阳病,外证未除,而数下之,遂挟热而利不止,心下痞坚,表里不解,属桂枝人参汤。

伤寒吐后,腹满者,与承气汤。

病者无表里证,发热七八日,脉虽浮数者,可下之。假令下已,脉数不解,今热则消谷喜饥,至六七日不大便者,有瘀血,属抵当汤。若脉数不解,而不止,必夹血,便脓血。

太阳病,医反下之,因腹满时痛,为属太阴,属桂枝加芍药汤。大实痛,属桂枝加大黄汤。

伤寒六七日,其人大下后,脉沉迟,手足厥逆,下部脉不至,喉咽不利,唾脓血,泄利不止,为难治,属麻黄升麻汤。

伤寒,本自寒下,医复吐下之,寒格更遂吐—本作更逆吐下,食入即出,属干姜黄芩黄连人参汤。

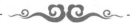

病可温证第九

大法,冬宜服温热药及灸。

师曰:病发热头痛,脉反沉。若不差,身体更疼痛,当救其里,宜温药,四逆汤。

下利,腹满,身体疼痛,先温其里,宜四逆汤。

自利,不渴者,属太阴,其脏有寒故也。当温之,宜四逆辈。

少阴病,其人饮食入则吐,心中温温欲吐,复不能吐。始得之,手足寒,脉弦迟。若膈上有寒饮,干呕者,不可吐,当温之,宜四逆汤。

少阴病,脉沉者,急当温之,宜四逆汤。

下利,欲食者,就当温之。

下利,脉迟紧,为痛未欲止,当温之。得冷者满,而便肠垢。

下利,其脉浮大,此为虚,以强下之故也。设脉浮革,因尔肠鸣,当温之,宜当归四逆汤。

少阴病,下利,脉微涩者,即呕汗出,必数更衣,反少,当温之。

伤寒,医下之,续得下利,清谷不止,身体疼痛,急当救里,宜温之,以四逆汤。

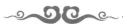

病不可灸证第十

微数之脉,慎不可灸,因火为邪,则为烦逆,追虚逐实，血散脉中，火气虽微，内攻有力，焦骨伤筋，血难复也。

脉浮，当以汗解，而反灸之，邪无从去，因火而盛，病从腰以下，必当重而痹，此为火逆。若欲自解，当先烦，烦乃有汗，随汗而解。何以知之？脉浮，故知汗出当解。

脉浮，热甚，而灸之，此为实，实以虚治，因火而动，咽燥必唾血。

病可灸证第十一

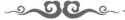

烧针令其汗，针处被寒，核起而赤者，必发贲豚。气从少腹上撞者，灸其核上一壮一本作各一壮，与桂枝加桂汤。

少阴病，得之一二日，口中和，其背恶寒者，当灸之。

少阴病，其人吐利，手足不逆，反发热，不死。脉不至者，灸其少阴七壮。

少阴病，下利，脉微涩者，即呕汗出，必数更衣，反少，当温其上，灸之一云灸厥阴可五十壮。

诸下利，皆可灸足大都五壮一云七壮，商丘、阴陵泉皆三壮。

下利，手足厥，无脉，灸之不温，反微喘者，死。少阴负趺阳者，为顺也。

伤寒六七日,其脉微,手足厥,烦躁,灸其厥阴。厥不还者,死。

伤寒,脉促,手足厥逆,可灸之。为可灸少阴、厥阴,主逆。

病不可刺证第十二

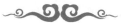

大怒无刺大,一作新,已刺无怒已,一作新。新内无刺,已刺无内。大劳无刺大,一作新,已刺无劳。大醉无刺,已刺无醉。大饱无刺,已刺无饱。大饥无刺,已刺无饥。大渴无刺,已刺无渴。无刺大惊,无刺熇熇之热,无刺漉漉之汗,无刺浑浑之脉。身热甚,阴阳皆争者,勿刺也。其可刺者,急取之,不汗则泄。所谓勿刺者,有死征也。无刺病与脉相逆者。上工刺未生,其次刺未盛,其次刺已衰。粗工逆此,谓之伐形。出《九卷》

病可刺证第十三

太阳病,头痛,至七日,自当愈,其经竟故也。若欲作再经者,当针足阳明,使经不传则愈。

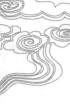

太阳病，初服桂枝汤，而反烦不解者，当先刺风池、风府，乃却与桂枝汤则愈。

脉

伤寒，腹满而谵语，寸口脉浮而紧者，此为肝乘脾，名纵，当刺期门。

经

伤寒，发热，啬啬恶寒，其人大渴，欲饮酢浆者，其腹必满，而自汗出，小便利，其病欲解。此为肝乘肺，名曰横，当刺期门。

阳明病，下血而谵语，此为热入血室。但头汗出者，当刺期门，随其实而泻之，濈然汗出者则愈。

妇人中风，发热恶寒，经水适来，得之七八日，热除，脉迟，身凉，胸胁下满，如结胸状，其人谵语，此为热入血室。当刺期门，随其虚实而取之。《平病》云：热入血室，无犯胃气及上三焦。与此相反，岂谓药不谓针耶。

太阳与少阳并病，头痛，颈项强而眩，时如结胸，心下痞坚，当刺大杼第一间，肺俞、肝俞，慎不可发汗，发汗则谵语，谵语则脉弦。谵语五日不止，当刺期门。

少阴病，下利，便脓血者，可刺。

妇人伤寒，怀身腹满，不得小便，加从腰以下重，如有水气状，怀身七月，太阴当养不养，此心气实，当刺泻劳宫及关元，小便利则愈。

伤寒，喉痹，刺手少阴。少阴在腕，当小指后动脉是也。针入三分，补之。

问曰:病有汗出而身热烦满,烦满不为汗解者何? 对曰:汗出而身热者,风也;汗出而烦满不解者,厥也,病名曰风厥也。太阳主气,故先受邪,少阴与为表里也。得热则上从之,从之则厥。治之,表里刺之,饮之汤。

热病三日,气口静,人迎躁者,取之诸阳五十九刺,以泻其热,而出其汗,实其阴,以补其不足。所谓五十九刺者,两手外内侧各三,凡十二痏;五指间各一,凡八痏;足亦如是;头入发一寸傍三分,各三,凡六痏;更入发三寸,边各五,凡十痏;耳前后、口下、项中各一,凡六痏;巅上一。

热病先肤痛,窒鼻充面,取之皮,以第一针五十九。苛菌为轸^{一云苛轸鼻},索皮于肺,不得,索之火。火,心也。

热病,嗌干多饮,善惊,卧不能安,取之肤肉,以第六针五十九。目眦赤,索肉于脾,不得,索之木。木,肝也。

热病而胸胁痛,手足躁,取之筋间,以第四针针于四达^{一作逆},筋辟目浸,索筋于肝,不得,索之金。金,肺也。

热病数惊,瘛疭而狂,取之脉,以第四针急泻有余者。癫疾,毛发去,索血^{一作脉}于心,不得,索之水。水,肾也。

热病而身重骨痛,耳聋而好瞑,取之骨,以第四针五十九。骨病食啮牙齿,耳清,索骨于肾,无^{一本作不得},索之土。土,脾也。

热病,先身涩傍敧^{傍敧《太素》作倚},烦闷,干唇嗌,取之以第一针五十九。肤胀，口干，寒汗。

热病，头痛，摄摄一作颞颥目脉紧，善衄，厥热也。取之以第三针，视有余不足，寒热病。

热病，体重，肠中热，取之以第四针，于其输及下诸指间，索气于胃络，得气也。

热病，侠脐痛急，胸胁支满。取之涌泉与太阴、阳明一云阴陵泉，以第四针，针嗌里。

热病而汗且出，及脉顺可汗者，取之鱼际、太渊、大都、太白。泻之则热去，补之则汗出。汗出太甚者，取踝上横纹以止之。

热病七日、八日，脉口动，喘而眩者，急刺之。汗且自出，浅刺手大指间。

热病，先胸胁痛，手足躁，刺足少阳，补手太阴，病甚，为五十九刺。

热病，先手臂痛，刺手阳明、太阴而汗出止。

热病，始于头首者，刺项太阳而汗出止。

热病，先身重骨痛，耳聋目瞑，刺足少阴，病甚，为五十九刺一云刺少阳。

热病，先眩冒而热，胸胁满。刺足少阴、少阳。

热病，始足胫者，先取足阳明而汗出。

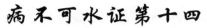

病不可水证第十四

发汗后，饮水多者，必喘。以水灌之，亦喘。

伤寒，大吐、大下之，极虚，复极汗者，其人外气怫郁，复与之水，以发其汗，因得哕。所以然者，胃中寒冷故也。

阳明病，潮热，微坚，可与承气汤。不坚，勿与之。若不大便六七日，恐有燥屎，欲知之法，可与小承气汤。若腹中不转失气者，此为但头坚后溏，不可攻之，攻之必腹满，不能食，欲饮水者，即哕。

阳明病，若胃中虚冷，其人不能食，饮水即哕。

下利，其脉浮大，此为虚，以强下之故也。设脉浮革，因尔肠鸣，当温之，与水即哕。

病在阳，当以汗解，而反以水噀之，若灌之，其热却不得去，益烦，皮上粟起，意欲饮水，反不渴，宜文蛤散。若不差，与五苓散。若寒实结胸，无热证者，与三物小陷胸汤、白散亦可。身热皮粟不解，欲引衣自覆，若以水噀之洗之，益令热却不得出。当汗而不汗，即烦。假令汗出已，腹中痛，与芍药三两，如上法。

寸口脉浮大，医反下之，此为大逆。浮即无血，大即为寒，寒气相搏，即为肠鸣。医乃不知，而反饮水，令汗大

脉

经

出，水得寒气，冷必相搏，其人即饲。

寸口脉濡而弱，濡即恶寒，弱即发热，濡弱相搏，脏气衰微，胸中苦烦，此非结热，而反薄居水渍布，冷铫贴之。阳气遂微，诸腑无所依，阴脉凝聚，结在心下，而不肯移，胃中虚冷，水谷不化，小便纵通，复不能多，微则可救，聚寒心下，当奈何也。

病可水证第十五

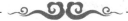

太阳病，发汗后，若大汗出，胃中干燥，烦不得眠，其人欲饮水，当稍饮之，令胃中和，则愈。

厥阴病，渴欲饮水者，与水饮之即愈。太阳病，寸口缓，关上小浮，尺中弱，其人发热而汗出，复恶寒，不呕，但心下痞者，此为医下也。若不下，其人复不恶寒而渴者，为转属阳明。小便数者，大便即坚，不更衣十日，无所苦也。欲饮水者，但与之，当以法救渴，宜五苓散。

寸口脉洪而大，数而滑，洪大则荣气长，滑数则胃气实，荣长则阳盛，怫郁不得出身，胃实则坚难，大便则干燥，三焦闭塞，津液不通，医发其汗，阳盛不周，复重下之，胃燥热蓄，大便遂摈，小便不利，荣卫相搏，心烦发热，两眼如火，鼻干面赤，舌燥齿黄焦，故大渴。过经成坏病，针药所不能制,与水灌枯槁,阳气微散,身寒温衣覆,汗出表里通,然其病即除。形脉多不同,此愈非法治,但医所当慎,妄犯伤荣卫。

霍乱而头痛发热,身体疼痛,热多欲饮水,属五苓散。

呕吐而病在膈上,后必思水者,急与猪苓散。饮之水,亦得也。

病不可火证第十六

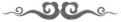

太阳中风,以火劫发其汗,邪风被火热,血气流洗,失其常度,两阳相熏灼,其身发黄。阳盛则欲衄,阴虚小便难,阴阳俱虚竭,身体则枯燥,但头汗出,齐颈而还,腹满而微喘,口干咽烂,或不大便,久则谵语,甚者至哕,手足躁扰,循衣摸床,小便利者,其人可治。

太阳病,医发其汗,遂发热而恶寒,复下之,则心下痞,此表里俱虚。阴阳气并竭,无阳则阴独,复加火针,因而烦,面色青黄,肤瞤。如此者为难治。今色微黄,手足温者愈。

伤寒,加温针必惊。

阳脉浮,阴脉弱,则血虚,血虚则筋伤。其脉沉者,荣气微也。其脉浮,而汗出如流珠者,卫气衰也。荣气微,加烧针，血留不行，更发热而躁烦也。

伤寒，脉浮，而医以火迫劫之，亡阳，惊狂，卧起不安，属桂枝去芍药加蜀漆牡蛎龙骨救逆汤。

问曰：得病十五、十六日，身体黄，下利，狂欲走。师脉之，言当下清血如豚肝，乃愈。后如师言，何以知之？师曰：寸口脉阳浮阴濡弱，阳浮则为风，阴濡弱为少血，浮虚受风，少血发热，恶寒洒淅，项强头眩。医加火熏，郁令汗出，恶寒遂甚，客热因火而发，怫郁蒸肌肤，身目为黄，小便微难，短气，从鼻出血；而复下之，胃无津液，泄利遂不止；热瘀在膀胱，蓄结成积聚，状如豚肝。当下未下，心乱迷愦，狂走赴水，不能自制。蓄血若去，目明心了。此皆医所为，无他祸患，微轻得愈，极者不治。

伤寒，其脉不弦紧而弱者，必渴，被火必谵言。弱者发热，脉浮，解之，当汗出愈。

太阳病，以火熏之，不得汗，其人必躁，到经不解，必有清血。

阳明病，被火，额上微汗出，而小便不利，必发黄。

阳明病，其脉浮紧，咽干口苦，腹满而喘，发热汗出而不恶寒，反偏恶热，其身体重，发其汗则躁，心愦愦而反谵语。加温针必怵惕，又烦躁不得眠。

少阴病，欬而下利，谵语，是为被火气劫故也。少便必难，为强责少阴汗出。

太阳病二日,而烧瓦熨其背,大汗出,火气入胃,胃中竭燥,必发谵语。十余日振而反汗出者,此为欲解。其汗从腰以下不得汗,其人欲小便,反不得,呕欲失溲,足下恶风,大便坚者,小便当数,而反不数及多,便已,其头卓然而痛,其人足心必热,谷气下流故也。

病可火证第十七

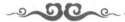

下利,谷道中痛,当温之以火,宜熬末盐熨之。一方,炙枳实熨之。

热病阴阳交并少阴厥逆阴阳竭尽生死证第十八

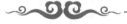

问曰:温病,汗出辄复热,而脉躁疾,不为汗衰,狂言,不能食,病名为何? 对曰:名曰阴阳交。交者,死。人所以汗出者,生于谷,谷生于精。今邪气交争于骨肉而得汗者,是邪却而精胜。精胜则当能食而不复热。热者,邪气也。汗者,精气也。今汗出而辄复热者,邪胜也。不能食者,精无俾也。汗而热留者,寿可立而倾也。

夫汗出而脉尚躁盛者,死。此今脉不与汗相应,此不胜其病也。狂言者,是失志,失志者,死。有三死,不见一生,虽愈必死。

脉

热病,已得汗,而脉尚躁盛,此阳脉之极也,死。其得汗而脉静者,生也。

经

热病,脉尚躁盛,而不得汗者,此阳脉之极也,死。脉躁盛得汗者,生也。

热病,已得汗,而脉尚躁,喘且复热,勿肤刺,喘甚者,死。

热病,阴阳交者,死。

热病,烦已而汗,脉当静。

太阳病,脉反躁盛者,是阴阳交,死。复得汗,脉静者,生。

热病,阴阳交者,热烦身躁,太阴寸口脉两冲尚躁盛,是阴阳交,死。得汗脉静者,生。

热病,阳进阴退,头独汗出,死。阴进阳退,腰以下至足汗出,亦死。阴阳俱进,汗出已,热如故,亦死。阴阳俱退,汗出已,寒栗不止,鼻口气冷,亦死。上热病,阴阳交部。

热病,所谓并阴者,热病已得汗,因得泄,是谓并阴,故治治,一作活。

热病,所谓并阳者,热病已得汗,脉尚躁盛,大热,汗之,虽不汗出,若衄,是谓并阳,故治。上热病并阴阳部。

少阴病,恶寒,蜷而利,手足逆者,不治。

154

少阴病，下利止而眩，时时自冒者，死。

少阴病，其人吐利，躁逆者，死。

少阴病，四逆，恶寒而蜷，其脉不至，其人不烦而躁者，死。

少阴病六七日，其人息高者，死。

少阴病，脉微细沉，但欲卧，汗出不烦，自欲吐。五六日自利，复烦躁，不得卧寐者，死。

少阴病，下利，若利止，恶寒而蜷，手足温者，可治。

少阴病，恶寒而蜷，时时自烦，欲去其衣被者，可治。

少阴病，下利止，厥逆无脉，干烦一本作干呕。服汤药，其脉暴出者，死。微细者，生。上少阴部。

伤寒六七日，其脉微，手足厥，烦躁，灸其厥阴。厥不还者，死。

伤寒，下利，厥逆，躁不能卧者，死。

伤寒，发热，下利至厥不止者，死。

伤寒，厥逆，六七日不利，便发热而利者，生。其人汗出，利不止者，死。但有阴无阳故也。

伤寒五六日，不结胸，腹濡，脉虚，复厥者，不可下。下之，亡血，死。

伤寒，发热而厥，七日，下利者，为难治。上厥逆部。

热病，不知所痛，不能自收，口干，阳热甚，阴颇有寒者，热在髓，死不治。

热病在肾，令人渴，口干，舌焦黄赤，昼夜欲饮不止，腹大而胀，尚不厌饮，目无精光，死不治。

脾伤，即中风，阴阳气别离，阴不从阳，故以三分，候其死生。

伤寒，欬逆上气，其脉散者，死。谓其人形损故也。

伤寒，下利，日十余行，其人脉反实者，死。

病者胁下素有痞，而不在脐傍，痛引少腹，入阴侠阴筋，此为脏结，死。

夫实则谵语，虚则郑声。郑声者，重语是也。直视、谵语、喘满者，死。若下利者，亦死。

结胸证悉具而躁者，死。

吐舌下卷者，死。唾如胶者，难解。舌头四边，徐有津液，此为欲解。病者至经，上唇有色，脉自和，为欲解。色急者，未解。上阴阳竭尽部。

重实重虚阴阳相附
生死证第十九

问曰：何谓虚实？对曰：邪气盛则实，精气夺则虚。重实者，言大热，病气热，脉满，是谓重实。

问曰：经络俱实，何如？对曰：经络皆实，是寸脉急而尺缓也，皆当俱治。故曰滑则顺，涩则逆。夫虚实者，皆

脉

经

从其物类始,五脏骨肉滑利,可以长久。寒气暴上,脉满实。实而滑,顺则生,实而涩,逆则死。形尽满,脉急大坚,尺满而不应,顺则生,逆则死。所谓顺者,手足温。所谓逆者,手足寒也。

问曰:何谓重虚? 对曰:脉虚、气虚、尺虚,是谓重虚也。所谓气虚者,言无常也;尺虚者,行步匡然也;脉虚者,不象阴也。如此者,滑则生,涩则死。气虚者,肺虚也;气逆者,足寒也。非其时则生,当其时则死,余脏皆如此也。

脉实满,手足寒,头热者,春秋则生,冬夏则死。脉浮而涩,涩而身有热者,死。络气不足,经气有余,脉热而尺寒,秋冬为逆,春夏为顺。经虚络满者,尺热满而寒涩,春夏死,秋冬生。络满经虚,灸阴刺阳;经满络虚,刺阴灸阳。

问曰:秋冬无极阴,春夏无极阳,何谓也? 对曰:无极阳者,春夏无数虚阳明,阳明虚则狂。无极阴者,秋冬无数虚太阴,太阴虚则死。上重实重虚部。

热病,所谓阳附阴者,腰以下至足热,腰以上寒,阴气下争,还心腹满者,死。所谓阴附阳者,腰以上至头热,腰以下寒,阳气上争,还得汗者,生。上阴阳相附部。

热病生死期日证第二十

脉

经

　　太阳之脉,色荣颧骨,热病也。荣未夭,曰今且得汗,待时自已。与厥阴脉争见者,死期不过三日,其热病气内连肾。少阳之脉,色荣颊前,热病也。荣未夭,曰今且得汗,待时自已。与少阴脉争见者,死期不过三日。

　　热病七八日,脉微小,病者溲血,口中干,一日半而死。脉代者,一日死。

　　热病七八日,脉不躁喘,不数,后三日中有汗。三日不汗,四日死。未曾汗,勿肤刺_{肤,一作庸}。

　　热病三四日,脉不喘,其动均者,身虽烦热,今自得汗,生。传曰:始腑入脏,终阴复还阳,故得汗。

　　热病七八日,脉不喘,其动均者,生。微热在阳不入阴,今自汗也。

　　热病七八日,脉不喘,动数均者,病当喑。期三日不得汗,四日死。

　　热病,身面尽黄而肿,心热,口干,舌卷,焦黄黑,身麻臭,伏毒伤肺。中脾者,死。

　　热病,瘛疭,狂言,不得汗,瘛疭不止,伏毒伤肝。中胆者,死。

热病，汗不出，出不至足，呕胆，吐血，善惊不得卧，伏毒在肝。腑足少阳者，死。

热病十逆死证第二十一

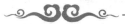

热病，腹满䐜胀，身热者，不得大小便，脉涩小疾，一逆见，死。

热病，肠鸣腹满，四肢清，泄注，脉浮大而洪不已，二逆见，死。

热病，大衄不止，腹中痛，脉浮大绝，喘而短气，三逆见，死。

热病，呕且便血，夺形肉，身热甚，脉绝动疾，四逆见，死。

热病，欬喘，悸眩，身热，脉小疾，夺形肉，五逆见，死。

热病，腹大而胀，四肢清，夺形肉，短气，六逆见，一旬内死。

热病，腹胀便血，脉大，时时小绝，汗出而喘，口干舌焦，视不见人，七逆见，一旬死。

热病，身热甚，脉转小，欬而便血，目眶陷，妄言，手循衣缝，口干，躁扰不得卧，八逆见，一时死。

热病，瘛疭，狂走，不能食，腹满，胸痛，引腰脐背，呕血,九逆见,一时死。

热病,呕血,喘欬,烦满,身黄,其腹鼓胀,泄不止,脉绝,十逆见,一时死。

热病五脏气绝死日证
第二十二

热病,肺气绝,喘逆,欬唾血,手足腹肿,面黄,振栗不能言语,死。魄与皮毛俱去,故肺先死,丙日笃,丁日死。

热病,脾气绝,头痛,呕宿汁,不得食,呕逆吐血,水浆不得入,狂言谵语,腹大满,四肢不收,意不乐,死。脉与肉气俱去,故脾先死,甲日笃,乙日死。

热病,心主气绝,烦满,骨痛—作痿,嗌肿,不可咽,欲欬不能欬,歌哭而笑,死。神与荣脉俱去,故心先死。壬日笃,癸日死。

热病,肝气绝,僵仆,足不安地,呕血,恐惧,洒淅恶寒,血妄出,遗屎溺,死。魂与筋血俱去,故肝先死。庚日笃,辛日死。

热病,肾气绝,喘悸,吐逆,肿疽,尻痛,目视不明,骨痛,短气,喘满,汗出如珠,死。精与骨髓俱去,故肾先死。戊日笃,己日死。

故外见瞳子青小,爪甲枯,发堕,身涩,齿挺而垢,人皮面厚尘黑，欬而唾血，渴欲数饮，大满，此五脏绝，表病也。

热病至脉死日证第二十三

　　热病，脉四至，三日死。脉四至者，平人一至，病人脉四至也。

　　热病，脉五至，一日死。时一大至，半日死。忽忽闷乱者，死。

　　热病，脉六至，半日死。忽急疾大至，有顷死。

热病脉损死日证第二十四

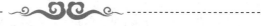

　　热病，脉四损，三日死。所谓四损者，平人四至，病人脉一至，名曰四损。

　　热病，脉五损，一日死。所谓五损者，平人五至，病人脉一至，名曰五损。

　　热病，脉六损，一时死。所谓六损者，平人六至，病人脉一至，名曰六损。若绝不至，或久乃至，立死。

　　治伤寒形证所宜进退。晋王叔和集仲景评脉要论。

新刊王氏
脉经卷第八

朝散大夫守光禄卿直秘阁判登闻检院

上护军臣林亿等类次

平卒尸厥脉证第一

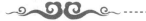

寸口沉大而滑,沉则为实,滑则为气,实气相搏,血气入于脏即死,入于腑即愈,此为卒厥。不知人,唇青身冷,为入脏,即死;如身温和,汗自出,为入腑,而复自愈。

平痓湿暍脉证第二 痓一作痉

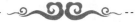

太阳病,发热无汗,而反恶寒者,名刚痓。

太阳病,发热汗出,而不恶寒者,名柔痓一云恶寒。

太阳病,发热,其脉沉而细者,为痓。

太阳病,发其汗,因致痓。论云:发其汗太多,因致痓。

病者身热足寒，颈项强急，恶寒，时头热，面赤，目脉赤，独头动摇者，为痉。论云：独头面摇，卒口噤，背反张者，痉病也。

太阳病，无汗，而小便反少，气上冲胸，口噤不得语，欲作刚痉，葛根汤主之。

刚痉为病，胸满口噤，卧不著席，脚挛急，其人必齘齿，可与大承气汤。

痉病，发其汗已，其脉浛浛如蛇，暴腹胀大者，为欲解。脉如故，反伏弦者，必痉。一云：痉脉出欲已。

痉脉来，按之筑筑而弦，直上下行。

痉家，其脉伏坚，直上下。

夫风病，下之则痉。复发其汗，必拘急。

太阳病，其证备，身体强几几然，脉沉迟，此为痉，栝蒌桂枝汤主之。

痉病，有灸疮，难疗。

疮家，虽身疼痛，不可发其汗，汗出则痉。

太阳病，关节疼烦，脉沉而缓者，为中湿。论云：中湿为湿痹之候，其人小便不利，大便反快，但当利其小便。

病者一身尽疼一云疼烦，发热，日晡即剧，此为风湿，汗出所致也。论云：此病伤于汗出当风，或久伤取冷所致。

湿家之为病，一身尽疼，发热，而身色熏黄也。

湿家之为病，其人但头汗出，而背强，欲得被覆向火。

若下之早，则哕，或胸满，小便利—云不利，舌上如苔，此为丹田有热，胸上有寒，渴欲饮而不能饮，则口燥也。

湿家下之，额上汗出，微喘，小便利—云不利者，死。若下利不止者，亦死。

问曰：风湿相搏，身体疼痛，法当汗出而解。值天阴雨不止，师云此可发汗，而其病不愈者，何也？答曰：发其汗，汗大出者，但风气去，湿气续在，是故不愈。若治风湿者，发其汗，微微似欲出汗者，则风湿俱去也。

湿家身烦疼，可与麻黄汤加术四两，发其汗为宜，慎不可以火攻之。

风湿，脉浮，身重、汗出恶风者，防己汤主之。

病人喘，头痛，鼻塞而烦，其脉大，自能饮食，腹中和，无病。病在头中寒湿，故鼻塞，内药鼻中即愈。论云：湿家病，身疼痛，发热，面黄而喘，头痛鼻窒而烦。

伤寒八九日，风湿相搏，身体疼痛，不能自转侧，不呕不渴，脉浮虚而涩者，桂枝附子汤主之。若其人大便鞕，小便自利者，术附子汤主之。

风湿相搏，骨节疼烦，掣痛不得屈伸，近之则痛剧，汗出短气，小便不利，恶风不欲去衣，或身微肿者，甘草附子汤主之。

太阳中热，暍是也。其人汗出恶寒，身热而渴也，白虎汤主之。

太阳中暍，身热疼重，而脉微弱。此以夏月伤冷水，水行皮肤中所致也。瓜蒂汤主之。

太阳中暍，发热恶寒，身重而疼痛，其脉弦细芤迟，小便已，洒洒然毛耸，手足逆冷，小有劳，身热，口前开，板齿燥。若发其汗，恶寒则甚；加温针，则发热益甚；数下之，淋复甚。

平阳毒阴毒百合狐惑
脉证第三

阳毒为病，身重腰背痛，烦闷不安，狂言，或走，或见鬼，或吐血下痢，其脉浮大数，面赤斑斑如锦纹，喉咽痛，唾脓血。五日可治，至七日不可治也。有伤寒一二日便成阳毒。或服药吐、下后变成阳毒，升麻汤主之。

阴毒为病，身重背强，腹中绞痛，咽喉不利，毒气攻心，心下坚强，短气不得息，呕逆，唇青面黑，四肢厥冷，其脉沉细紧数，身如被打。五六日可治，至七日不可治也。或伤寒初病一二日，便结成阴毒。或服药六七日以上至十日，变成阴毒，甘草汤主之。

百合之为病，其状常默默欲卧，复不能卧，或如强健人，欲得出行，而复不能行，意欲得食，复不能食，或有美时,或有不用闻饮食臭时,如寒无寒,如热无热,朝至口苦,小便赤黄,身形如和,其脉微数。百脉一宗,悉病,各随证治之。百合病,见于阴者,以阳法救之;见于阳者,以阴法救之。见阳攻阴,复发其汗,此为逆,其病难治;见阴攻阳,乃复下之,此亦为逆,其病难治。《千金方》云:见在于阴而攻其阳,则阴不得解也,复发其汗为逆也。见在于阳而攻其阴,则阳不得解也,复下之,其病不愈。

狐惑为病,其状如伤寒,默默欲眠,目不得闭,卧起不安。蚀于喉为惑,蚀于阴为狐。狐惑之病,并不欲饮食,闻食臭,其面目乍赤、乍白、乍黑。其毒蚀于上者,则声喝,其毒蚀下部者,咽干。蚀于上部,泻心汤主之。蚀于下部,苦参汤淹洗之;蚀于肛者,雄黄熏之。

其人脉数,无热微烦,默默欲卧,汗出。初得三四日,目赤如鸠眼,得之七八日,目四眦黄黑,若能食者,脓已成也,赤小豆当归散主之。

病人或从呼吸上蚀其咽,或从下焦蚀其肛阴。蚀上为惑,蚀下为狐。狐惑病者,猪苓散主之。

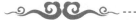

平霍乱转筋脉证第四

问曰:病有霍乱者何?师曰:呕吐而利,此为霍乱。

问曰：病者发热，头痛，身体疼，恶寒，而复吐利，当属何病？师曰：当为霍乱。霍乱吐利止，而复发热也。伤寒，其脉微涩，本是霍乱，今是伤寒，却四五日，至阴经上，转入阴必吐利。

转筋为病，其人臂脚直，脉上下行，微弦，转筋入腹，鸡屎白散主之。

平中风历节脉证第五

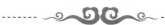

夫风之为病，当半身不遂，或但臂不遂者，此为痹。脉微而数，中风使然。

头痛脉滑者，中风，风脉虚弱也。

寸口脉浮而紧，紧则为寒，浮则为虚，虚寒相搏，邪在皮肤。浮者血虚，络脉空虚，贼邪不泻，或左或右，邪气反缓，正气则急，正气引邪，喎僻不遂。邪在于络，肌肤不仁。邪在于经，则重不胜。邪入于腑，则不识人。邪入于脏，舌即难言，口吐于涎。

寸口脉迟而缓，迟则为寒，缓则为虚。荣缓则为亡血，卫迟则为中风。邪气中经，则身痒而瘾疹。心气不足，邪气入中，则胸满而短气。

趺阳脉浮而滑，滑则谷气实，浮则汗自出。

少阴脉浮而弱,弱则血不足,浮则为风,风血相搏,则疼痛如掣。

盛人脉涩小,短气,自汗出,历节疼,不可屈伸,此皆饮酒汗出当风所致也。

寸口脉沉而弱,沉则主骨,弱则主筋;沉则为肾,弱则为肝。汗出入水中,如水伤心,历节黄汗出,故曰历节也。

味酸则伤筋,筋伤则缓,名曰泄。咸则伤骨,骨伤则痿,名曰枯。枯泄相搏,名曰断泄。荣气不通,卫不独行,荣卫俱微,三焦无所御,四属断绝,身体羸瘦,独足肿大,黄汗出,胫冷,假令发热,便为历节也。病历节,疼痛不可屈伸,乌头汤主之。

诸肢节疼痛,身体尪羸,脚肿如脱,头眩短气,温温欲吐,桂枝芍药知母汤主之。

平血痹虚劳脉证第六

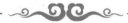

问曰:血痹从何得之? 师曰:夫尊荣人,骨弱肌肤盛,重因疲劳汗出,卧不时动摇,加被微风,遂得之。形如风状_{巢原云:其状如被微风所吹},但以脉自微涩,在寸口、关上小紧,宜针引阳气,令脉和,紧去则愈。

血痹,阴阳俱微,寸口、关上微,尺中小紧,外证身体不仁，如风痹状，黄芪桂五物汤主之。

夫欲治病，当先知其证何趣，乃当攻之耳。

男子平人，脉大为劳。极虚亦为劳。

男子劳之为病，其脉浮大，手足暖，春夏剧，秋冬差，阴寒精自出，酸削不能行，少腹虚满。

人年五十、六十，其病脉大者，痹侠背行。苦肠鸣，马刀侠瘿者，皆为劳得之。

男子平人，脉虚弱细微者，喜盗汗出也。

男子面色薄者，主渴及亡血。卒喘悸，其脉浮者，里虚也。

男子脉虚沉弦，无寒热，短气，里急，小便不利，面色白，时时目瞑，此人喜衄，少腹满，此为劳使之然。

男子脉微弱而涩，为无子，精气清冷。

夫失精家，少腹弦急，阴头寒，目眶痛一云目眩，发落，脉极虚芤迟，为清谷，亡血，失精。

脉得诸芤动微紧，男子失精，女子梦交通，桂枝加龙骨牡蛎汤主之。

脉沉小迟，名脱气。其人疾行则喘喝，手足逆寒，腹满，甚则溏泄，食不消化也。

脉弦而大，弦则为减，大则为芤，减则为寒，芤则为虚，寒虚相搏，此名为革。妇人则半产、漏下，男子则亡血、失精。

平消渴小便利淋脉证第七

脉

经

　　师曰：厥阴之为病，消渴，气上冲心，心中疼热，饥而不欲食，食即吐，下之不肯止。

　　寸口脉浮而迟，浮则为虚，迟则为劳。虚则卫气不足，迟则荣气竭。趺阳脉浮而数，浮则为气，数则消谷而紧《要略》紧作大坚，气盛则溲数，溲数则紧《要略》作坚。紧数相搏，则为消渴。

　　男子消渴，小便反多，以饮一斗，小便一斗，肾气丸主之。

　　师曰：热在一作结下焦则溺血，亦令人淋闭不通。淋之为病，小便如粟状，少腹弦急，痛引脐中。寸口脉细而数，数则为热，细则为寒，数为强吐。趺阳脉数，胃中有热，则消谷引食，大便必坚，小便则数。少阴脉数，妇人则阴中生疮，男子则气淋。

　　淋家不可发汗，发汗则必便血。

平水气黄汗气分脉证第八

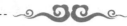

师曰：病有风水，有皮水，有正水，有石水，有黄汗。风水其脉自浮，外证骨节疼痛，其人恶风；皮水，其脉亦浮，外证胕肿，按之没指，不恶风，其腹如鼓如鼓，一作如故不满，不渴，当发其汗；正水，其脉沉迟，外证自喘；石水，其脉自沉，外证腹满，不喘；黄汗，其脉沉迟，身体发热，胸满，四肢、头面肿，久不愈，必致痈脓。

脉浮而洪，浮则为风，洪则为气，风气相搏，风强则为瘾疹，身体为痒，痒为泄风，久为痂癞。气强则为水，难以俯仰。风气相击，身体洪肿，汗出乃愈。恶风则虚，此为风水；不恶风者，小便通利，上焦有寒，其口多涎，此为黄汗。

寸口脉沉滑者，中有水气，面目肿大有热，名曰风水。视人之目裹上微拥，如新卧起状，其颈脉动，时时欬，按其手足上，陷而不起者，风水。

太阳病，脉浮而紧，法当骨节疼痛，而反不疼，身体反重而酸，其人不渴，汗出即愈，此为风水。恶寒者，此为极虚，发汗得之。渴而不恶寒者，此为皮水。身肿而冷，状如周痹，胸中窒，不能食，反聚痛，暮躁不眠，此为黄汗。

痛在骨节,欬而喘,不渴者,此为脾胀。其形如肿,发汗即愈。然诸病此者,渴而下利,小便数者,皆不可发汗。

风水,其脉浮,浮为在表,其人能食,头痛汗出,表无他病,病者言但下重,故从腰以上为和,腰以下当肿及阴,难以屈伸,防己黄芪汤主之。一云:风水,脉浮身重,汗出恶风者,防己黄芪汤主之。

风水,恶风,一身悉肿,脉浮不渴,续自汗出,而无大热者,越婢汤主之。

师曰:裹水者,一身面目洪肿,其脉沉。小便不利,故令病水。假如小便自利,亡津液,故令渴也,越婢加术汤主之。一云:皮水,其脉沉,头面浮肿,小便不利,故令病水。假令小便自利,亡津液,故令渴也。

皮水之为病,四肢肿,水气在皮肤中,四肢聂聂动者,防己茯苓汤主之。趺阳脉当伏,今反紧,本自有寒,疝瘕,腹中痛。医反下之,下之则胸满短气。

趺阳脉当伏,今反数,本自有热,消谷—作消渴,小便数,今反不利,此欲作水。

寸口脉浮而迟,浮脉热,迟脉潜,热潜相搏,名曰沉。趺阳脉浮而数,浮脉热,数脉止,热止相搏,名曰伏。沉伏相搏,名曰水。沉则络脉虚,伏则小便难,虚难相搏,水走皮肤,则为水矣。

寸口脉弦而紧,弦则卫气不行,卫气不行则恶寒,水不沾流,走在肠间。

少阴脉紧而沉,紧则为痛,沉则为水,小便即难。师曰:脉得诸沉者,当责有水,身体肿重。水病脉出者,死。

夫水病人,目下有卧蚕,面目鲜泽,脉伏,其人消渴。病水腹大,小便不利,其脉沉绝者,有水,可下之。

问曰:病下利后,渴饮水,小便不利,腹满因肿者,何也?

答曰:此法当病水,若小便自利及汗出者,自当愈。

水之为病,其脉沉小属少阴。浮者为风,无水虚胀者为气。水发其汗即已。沉者与附子麻黄汤,浮者与杏子汤。

心水者,其身重而少气,不得卧,烦而躁,其阴大肿。

肝水者,其腹大,不能自转侧,胁下腹中痛,时时津液微生,小便续通。

肺水者,其身肿,小便难,时时鸭溏。

脾水者,其腹大,四肢苦重,津液不生,但苦少气,小便难。

肾水者,其腹大,脐肿,腰痛,不得溺,阴下湿如牛鼻上汗,其足逆冷,面又瘦—云大便反坚。

师曰:诸有水者,腰以下肿,当利小便,腰以上肿,当发汗乃愈。

师曰:寸口脉沉而迟,沉则为水,迟则为寒,寒水相搏,趺阳脉伏,水谷不化,脾气衰则鹜溏,胃气衰则身肿。

少阳脉卑,少阴脉细,男子则小便不利,妇人则经水不通。经为血,血不利则为水,名曰血分一云水分。

问曰:病者苦水,面目身体四肢皆肿,小便不利。师脉之,不言水,反言胸中痛,气上冲咽,状如炙肉,当微欬喘。审如师言,其脉何类? 师曰:寸口脉沉而紧,沉为水,紧为寒,沉紧相搏,结在关元,始时当微,年盛不觉,阳衰之后,荣卫相干,阳损阴盛,结寒微动,肾气上冲,喉咽塞噎,胁下急痛。医以为留饮而大下之,气击不去,其病不除。后重吐之,胃家虚烦,咽燥欲饮水,小便不利,水谷不化,面目手足浮肿。又与葶苈丸下水,当时如小差,食饮过度,肿复如前,胸胁苦痛,象若奔豚,其水扬溢,则浮欬喘逆。当先攻击冲气,令止,乃治欬,欬止,其喘自差。先治新病,病当在后。

黄汗之病,身体洪肿一作重,发热,汗出而渴而渴,一作不渴,状如风水,汗沾衣,色正黄如柏汁,其脉自沉。

问曰:黄汗之病,从何得之? 师曰:以汗出入水中浴,水从汗孔入得之。黄芪芍药桂枝苦酒汤主之。

黄汗之病,两胫自冷,假令发热,此属历节。食已汗出,又身常暮卧盗汗出者,此劳气也。若汗出已,反发热者,久久其身必甲错。发热不止者,必生恶疮。若身重,汗出已辄轻者,久久必身瞤,瞤则胸中痛。又从腰以上必汗出，下无汗，腰髋弛痛，如有物在皮中状。剧者不能食，身疼重，烦躁，小便不利，此为黄汗。桂枝加黄芪汤主之。

寸口脉迟而涩，迟则为寒，涩为血不足。趺阳脉微而迟，微则为气，迟则为寒。寒气不足，则手足逆冷；手足逆冷，则荣卫不利；荣卫不利，则腹满胁鸣相逐；气转膀胱，荣卫俱劳。阳气不通则身冷，阴气不通则骨疼。阳前通则恶寒，阴前通则痹不仁。阴阳相得，其气乃行，大气一转，其气乃散。实则失气，虚则遗溺，名曰气分。气分，心下坚，大如盘，边如旋杯，水饮所作，桂枝去芍药加麻黄细辛附子汤主之。心下坚，大如盘，边如旋盘，水饮所作，枳实术汤主之。

平黄疸寒热疟脉证第九

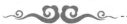

凡黄候，其寸口脉近掌无脉，口鼻冷，并不可治。脉沉，渴欲饮水，小便不利者，皆发黄。

腹满，舌痿黄，躁不得睡，属黄家。

师曰：病黄疸，发热烦喘，胸满口燥者，以发病时，火劫其汗，两热所得。然黄家所得，从湿得之。一身尽发热，面黄，肚热。热在里，当下之。

师曰：黄疸之病，当以十八日为期，治之十日以上为差,反剧为难治。

又曰:疸而渴者,其疸难治。疸而不渴者,其疸可治。发于阴部,其人必呕;发于阳部,其人振寒而发热也。

师曰:诸病黄家,但利其小便。假令脉浮,当以汗解之,宜桂枝加黄芪汤。又男子黄,小便自利,当与小建中汤。

黄疸,腹满,小便不利而赤,自汗出,此为表和里实。当下之,宜大黄黄柏栀子芒硝汤。

黄疸病,小便色不变,欲自利,腹满而喘,不可除热,热除必哕。哕者,小半夏汤主之。

夫病酒黄疸,必小便不利。其候,心中热,足下热,是其证也。

心中懊侬而热,不能食,时欲吐,名曰酒疸。

酒黄疸者,或无热,靖言了了,腹满欲吐,鼻燥,其脉浮者,先吐之;沉弦者,先下之。

酒疸,心中热,欲呕者,吐之即愈。

酒疸,黄色,心下结热而烦。

酒疸下之,久久为黑疸,目青面黑,心中如啖蒜齑状,大便正黑,皮肤爪之不仁。其脉浮弱,虽黑微黄,故知之。

寸口脉微而弱,微则恶寒,弱则发热。当发不发,骨节疼痛;当烦不烦,而极汗出。趺阳脉缓而迟,胃气反强。

少阴脉微，微则伤精，阴气寒冷，少阴不足。谷气反强，饱则烦满，满则发热，客热消谷，发已复饥，热则腹满，微则伤精，谷强则瘦，名曰谷寒热。

阳明病，脉迟者，食难用饱，饱则发烦。头眩者，必小便难，此欲作谷疸。虽下之，腹满如故，所以然者，脉迟故也。

师曰：寸口脉浮而缓，浮则为风，缓则为痹。痹非中风，四肢苦烦，脾色必黄，瘀热以行。

趺阳脉紧而数，数则为热，热则消谷；紧则为寒，食即满也。尺脉浮为伤肾，趺阳脉紧为伤脾。风寒相搏，食谷则眩，谷气不消，胃中苦浊，浊气下流，小便不通。阴被其寒，热流膀胱，身体尽黄，名曰谷疸。

额上黑，微汗出，手足中热，薄暮则发，膀胱急，小便自利，名曰女劳疸。腹如水状，不治。

黄家，日晡所发热，而反恶寒，此为女劳得之。膀胱急，少腹满，身尽黄，额上黑，足下热，因作黑疸。其腹胀如水状，大便必黑，时溏，此女劳之病，非水也。腹满者难治。硝石矾石散主之。

夫疟脉自弦也，弦数者多热，弦迟者多寒。弦小紧者可下之，弦迟者可温药。若脉紧数者，可发汗，针灸之。浮大者，吐之。脉弦数者，风发也，以饮食消息止之。

疟病结为癥瘕，名曰疟母，鳖甲煎丸主之。

脉

经

疟但见热者,温疟也。其脉平,身无寒但热,骨节疼烦,时呕,朝发暮解,暮发朝解,名曰温疟,白虎加桂枝汤主之。

疟多寒者,牝疟也,蜀漆散主之。

平胸痹心痛短气贲豚脉证第十

师曰:夫脉当取太过与不及,阳微阴弦,则胸痹而痛。所以然者,责其极虚也。今阳虚知在上焦,所以胸痹心痛者,以其脉阴弦故也。

胸痹之病,喘息欬唾,胸背痛,短气,寸口脉沉而迟,关上小紧数者,栝蒌薤白白酒汤主之。

平人无寒热,短气不足以息者,实也。

贲豚病者,从少腹起,上冲咽喉,发作时欲死,复止,皆从惊得。其气上冲胸,腹痛,及往来寒热,贲豚汤主之。

师曰:病有贲豚,有吐脓,有惊怖,有火邪,此四部病皆从惊发得之。

平腹满寒疝宿食
脉证第十一

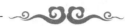

　　趺阳脉微弦，法当腹满，不满者必下部闭塞，大便难，两胠_{一云脚}疼痛，此虚寒从下上也。当以温药服之。

　　病者腹满，按之不痛为虚，痛者为实，可下之。舌黄未下者，下之黄自去。腹满时减，减复如故，此为寒，当与温药。

　　趺阳脉紧而浮，紧则为痛，浮则为虚，虚则肠鸣，紧则坚满。

　　双脉弦而迟者，必心下坚。脉大而紧者，阳中有阴也，可下之。

　　病腹中满痛为实，当下之。

　　腹满不减，减不足言，当下之。

　　病腹满，发热数十日，脉浮而数，饮食如故，厚朴三物汤主之。

　　腹满痛，厚朴七物汤主之。

　　寸口脉迟而缓，迟则为寒，缓即为气，气寒相搏，转绞而痛。

　　寸口脉迟而涩，迟为寒，涩为无血。夫中寒家喜欠，其人清涕出，发热色和者，善嚏。

中寒，其人下利，以里虚也，欲嚏不能，此人肚中寒——作痛。

夫瘦人绕脐痛，必有风冷，谷气不行，而反下之，其气必冲。不冲者，心下则痞。

寸口脉弦者，则胁下拘急而痛，其人啬啬恶寒也。

寸口脉浮而滑，头中痛。趺阳脉缓而迟，缓则为寒，迟则为虚，虚寒相搏，则欲食温。假令食冷，则咽痛。

寸口脉微，尺中紧而涩，紧则为寒，微则为虚，涩则血不足，故知发汗而复下之也。紧在中央，知寒尚在，此本寒气，何为发汗复下之耶？

夫脉浮而紧乃弦，状如弓弦，按之不移。脉数弦者，当下其寒。胁下偏痛，其脉紧弦，此寒也。以温药下之，宜大黄附子汤。

寸口脉弦而紧，弦则卫气不行，卫气不行则恶寒；紧则不欲食。弦紧相搏，此为寒疝。

趺阳脉浮而迟，浮则为风虚，迟则为寒疝，寒疝绕脐痛。若发则白汗出，手足厥寒，其脉沉弦者，大乌头汤主之。

问曰：人病有宿食，何以别之？师曰：寸口脉浮大，按之反涩，尺中亦微而涩，故知有宿食。

寸口脉紧如转索，左右无常者，有宿食。

寸口脉紧，即头痛风寒，或腹中有宿食不化。

脉滑而数者,实也。有宿食,当下之。

下利,不欲食者,有宿食,当下之。

大下后六七日不大便,烦不解,腹满痛,此有燥屎也。所以然者,本有宿食故也。

宿食在上管,当吐之。

平五脏积聚脉证第十二

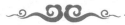

问曰:病有积、有聚、有繫气繫一作谷,下同,何谓也?师曰:积者,脏病也,终不移;聚者,腑病也,发作有时,展转痛移,为可治;繫气者,胁下痛,按之则愈,愈复发为繫气。夫病已愈,不得复发,今病复发,即为繫气也。

诸积大法,脉来细而附骨者,乃积也细,一作结。寸口,积在胸中。微出寸口,积在喉中。关上,积在脐傍。上关上,积在心下。微下关,积在少腹。尺,积在气街。脉出在左,积在左;脉出在右,积在右;脉两出,积在中央。各以其部处之。

诊得肺积,脉浮而毛,按之辟易,胁下气逆,背相引痛,少气,善忘,目瞑,皮肤寒,秋差夏剧,主皮中时痛,如虱缘之状,甚者如针刺,时痒,其色白。

诊得心积,脉沉而芤,上下无常处,病胸满,悸,腹中热,面赤,嗌干,心烦,掌中热,甚即唾血,主身瘛疭,主血厥,夏差冬剧,其色赤。

诊得脾积,脉浮大而长,饥则减,饱则见,膜起与谷争减,心下累累如桃李,起见于外,腹满呕泄,肠鸣,四肢重,足胫肿,厥不能卧,是主肌肉损,其色黄。

诊得肝积,脉弦而细,两胁下痛,邪走心下,足肿寒,胁痛引少腹,男子积疝,女子瘕淋,身无膏泽,喜转筋,爪甲枯黑,春差秋剧,其色青。

诊得肾积,脉沉而急,苦脊与腰相引痛,饥则见,饱则减,少腹里急,口干,咽肿伤烂,目䀮䀮,骨中寒,主髓厥,善忘,其色黑。

寸口脉沉而横者,胁下及腹中有横积痛,其脉弦,腹中急痛,腰背痛相引,腹中有寒,疝瘕。脉弦紧而微细者,癥也。夫寒痹、癥瘕、积聚之脉,皆弦紧。若在心下,即寸弦紧;在胃管,即关弦紧;在脐下,即尺弦紧。一曰:关脉弦长,有积在脐左右上下也。

又脉癥法,左手脉横,癥在左;右手脉横,癥在右;脉头大者在上,头小者在下。

又法:横脉见左积在右,见右积在左。偏得洪实而滑,亦为积。弦紧亦为积,为寒痹,为疝痛。内有积不见脉,难治。见一脉一作胁相应,为易治。诸不相应,为不治。

左手脉大,右手脉小,上病在左胁,下病在左足。

右手脉大,左手脉小,上病在右胁,下病在右足。

脉弦而伏者,腹中有癥,不可转也。必死不治。

脉来细而沉,时直者,身有痈肿,若腹中有伏梁。

脉来小沉而实者,胃中有积聚,不下食,食即吐。

平惊悸衄吐下血胸满瘀血脉证第十三

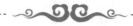

寸口脉动而弱,动则为惊,弱则为悸。

趺阳脉微而浮,浮则胃气虚,微则不能食,此恐惧之脉,忧迫所作也。惊生病者,其脉止而复来,其人目睛不转,不能呼气。

寸口脉紧,趺阳脉浮,胃气则虚。

寸口脉紧,寒之实也。寒在上焦,胸中必满而噫。胃气虚者,趺阳脉浮,少阳脉紧,心下必悸。何以言之?寒水相搏,二气相争,是以悸。

脉得诸涩濡弱,为亡血。

寸口脉弦而大,弦则为减,大则为芤。减则为寒,芤则为虚。寒虚相搏,此名为革。妇人则半产漏下,男子则亡血。

亡血家,不可攻其表,汗出则寒栗而振。

脉

经

问曰：病衄连日不止，其脉何类？师曰：脉来轻轻在肌肉，尺中自溢—云尺脉浮，目睛晕黄，衄必未止；晕黄去，目睛慧了，知衄今止。

师曰：从春至夏发衄者，太阳；从秋至冬发衄者，阳明。

寸口脉微弱，尺脉涩。弱则发热，涩为无血，其人必厥，微呕。夫厥，当眩不眩，而反头痛，痛为实，下虚上实必衄也。

太阳脉大而浮，必衄、吐血。

病人面无血色，无寒热，脉沉弦者，衄也。

衄家，不可发其汗，汗出必额上促急而紧，直视而不能眴，不得眠。

脉浮弱，手按之绝者，下血。烦欬者，必吐血。

寸口脉微而弱，气血俱虚，男子则吐血，女子则下血。呕吐、汗出者，为可。

跌阳脉微而弱，春以胃气为本，吐利者为可，不者，此为有水气，其腹必满，小便则难。

病人身热，脉小绝者，吐血；若下血，妇人亡经，此为寒；脉迟者，胸上有寒，噫气喜唾。

脉有阴阳、跌阳、少阴脉皆微，其人不吐下，必亡血。

脉沉为在里，荣卫内结，胸满，必吐血。

男子盛大，其脉阴阳微，跌阳亦微，独少阴浮大，必便血而失精。设言淋者,当小便不利。

跌阳脉弦,必肠痔下血。

病人胸满,唇痿,舌青,口燥,其人但欲漱水,不欲咽,无寒热,脉微大来迟,腹不满,其人言我满,为有瘀血。当汗出不出,内结亦为瘀血。病者如热状,烦满,口干燥而渴,其脉反无热,此为阴伏,是瘀血也,当下之。

下血,先见血,后见便,此近血也;先见便,后见血,此远血也。

平呕吐哕下利脉证第十四

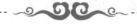

呕而脉弱,小便复利,身有微热,见厥者,难治。

跌阳脉浮者,胃气虚,寒气在上,暖气在下,二气并争,但出不入,其人即呕而不得食,恐怖而死,宽缓即差。

夫呕家有痈脓者,不可治呕,脓尽自愈。

先呕却渴者,此为欲解。先渴却呕者,为水停心下,此属饮家。

呕家本渴,今反不渴者,以心下有支饮也。

问曰:病人脉数,数为热,当消谷引食,而反吐者,何也?

师曰:以发其汗,令阳微,膈气虚,脉乃数,数为客热,

脉

经

不能消谷，胃中虚冷，故吐也。

阳紧阴数，其人食已即吐，阳浮而数，亦为吐。

寸紧尺涩，其人胸满，不能食而吐，吐止者为下之，故不能食。设言未止者，此为胃反，故尺为之微涩也。

寸口脉紧而芤，紧则为寒，芤则为虚，虚寒相搏，脉为阴结而迟，其人则噎。关上脉数，其人则吐。

脉弦者，虚也。胃气无余，朝食暮吐，变为胃反。寒在于上，医反下之，今脉反弦，故名曰虚。

趺阳脉微而涩，微则下利，涩则吐逆，谷不得入也。

寸口脉微而数，微则无气，无气则荣虚，荣虚则血不足，血不足则胸中冷。趺阳脉浮而涩，浮则为虚，涩则伤脾，脾伤则不磨，朝食暮吐，暮食朝吐，宿谷不化，名曰胃反。脉紧而涩，其病难治。

夫吐家，脉来形状如新卧起。

病人欲吐者，不可下之。

呕吐而病在膈上，后思水者，解，急与之。思水者，猪苓散主之。

哕而腹满，视其前后，知何部不利，利之即愈。

夫六腑气绝于外者，手足寒，上气，脚缩。五脏气绝于内者，下利不禁，下甚者，手足不仁。

下利，脉沉弦者，下重；其脉大者，为未止；脉微弱数者，为欲自止，虽发热不死。

脉滑，按之虚绝者，其人必下利。

下利，有微热，其人渴。脉弱者，今自愈。

下利，脉数，若微发热，汗自出者，自愈。设脉复紧，为未解。

下利，寸脉反浮数，尺中自涩，其人必清脓血。

下利，手足厥，无脉，灸之不温，若脉不还，反微喘者，死。

少阴负趺阳者为顺也。

下利，脉数而浮—作渴者，今自愈。设不差，其人必清脓血，以有热故也。

下利后，脉绝，手足厥冷，晬时脉还。手足温者，生。脉不还者，死。

下利，脉反弦，发热身汗者，自愈。

下利气者，当利其小便。

下利清谷，不可攻其表，汗出必胀满。其脏寒者，当温之。

下利，脉沉而迟，其人面少赤，身有微热。

下利清谷，必郁冒，汗出而解，其人微厥。所以然者，其面戴阳，下虚故也。

下利，腹胀满，身体疼痛，先温其里，乃攻其表。

下利，脉迟而滑者，实也。利未欲止，当下之。

下利，脉反滑者，当有所去，下乃愈。

下利差，至其年、月、日、时复发，此为病不尽，当复下之。

下利而谵语者，为有燥屎也，宜下之。

下利而腹痛满，为寒实，当下之。

下利，腹中坚者，当下之。

下利后更烦，按其心下濡者，为虚烦也。

下利后，脉三部皆平，按其心下坚者，可下之。

下利，脉浮大者，虚也，以强下之故也。设脉浮革，因尔肠鸣，当温之。

病者痿黄，躁而不渴，胃中寒实，而下利不止者，死。

夫风寒下者，不可下之。下之后，心下坚痛。脉迟者，为寒，但当温之。脉沉紧，下之亦然。脉大浮弦，下之当已。

平肺痿肺痈咳逆上气
淡饮脉证第十五

问曰：热在上焦者，因欬为肺痿。肺痿之病，从何得之？

师曰：或从汗出，或从呕吐，或从消渴，小便利数，或从便难，数被快药下利，重亡津液，故得之。

寸口脉不出，而反发汗，阳脉早索，阴脉不涩，三焦踟蹶，入而不出。阴脉不涩，身体反冷，其内反烦，多唾，唇燥，小便反难，此为肺痿，伤于津液。便如烂瓜，亦如豚脑，但坐发汗故也。

肺痿，其人欲欬不得欬，欬则出干沫，久久小便不利，甚则脉浮弱。

肺痿，吐涎沫而不欬者，其人不渴，必遗溺，小便数。所以然者，以上虚不能制下也，此为肺中冷，必眩，多涎唾，甘草干姜汤以温其脏。

师曰：肺痿欬唾，咽燥欲饮水者，自愈。自张口者，短气也。

欬而口中自有津液，舌上苔滑，此为浮寒，非肺痿也。

问曰：寸口脉数，其人欬，口中反有浊唾、涎沫者，何也？

师曰：此为肺痿之病。若口中辟辟燥，欬则胸中隐隐痛，脉反滑数，此为肺痈。

欬唾脓血，脉数虚者，为肺痿；脉数实者，为肺痈。

问曰：病欬逆，脉之何以知此为肺痈？ 当有脓血，吐之则死，后竟吐脓死。其脉何类？

师曰：寸口脉微而数，微则为风，数则为热；微则汗出，数则恶寒。风中于卫，呼气不入；热过于荣，吸而不出。风伤皮毛，热伤血脉。风舍于肺，其人则欬，口干，喘满，咽燥不渴，多唾浊沫，时时振寒。热之所过，血为凝滞,蓄结痈脓,吐如米粥。始萌可救,脓成则死。

欬而胸满,振寒,脉数,咽干不渴,时时出浊唾腥臭,久久吐脓如粳米粥者,为肺痈,桔梗汤主之。

肺痈,胸满胀,一身面目浮肿,鼻寒清涕出,不闻香鼻酸辛,欬逆上气,喘鸣迫塞,葶苈大枣泻肺汤主之。

寸口脉数,趺阳脉紧,寒热相搏,故振寒而欬。趺阳脉浮缓,胃气如经,此为肺痈。

问曰:振寒发热,寸口脉滑而数,其人饮食起居如故,此为痈肿病。医反不知,而以伤寒治之,应不愈也。何以知有脓?脓之所在,何以别知其处?

师曰:假令脓在胸中者,为肺痈。其人脉数,欬唾有脓血。设脓未成,其脉自紧数。紧去但数,脓为已成也。

夫病吐血,喘欬上气,其脉数,有热,不得卧者,死。上气,面浮肿,肩息,其脉浮大,不治。又加利尤甚。上气燥而喘者,属肺胀,欲作风水,发汗则愈。一云:欬而上气,肺胀,其脉沉,心下有水气也。《要略》、《千金》、《外台》沉作浮。

夫酒客欬者,必致吐血,此坐极饮过度所致也。

欬家,脉弦为有水,可与十枣汤下之。欬而脉浮,其人不欬不食,如是四十日乃已一云三十日。欬而时发热,脉卒弦者,非虚也。此为胸中寒实所致也,当吐之。欬家,其脉弦,欲行吐药,当相人强弱,而无热乃可吐之。其脉沉者,不可发汗。久欬数岁,其脉弱者,可治;实大数者,不可治。其脉虚者，必苦冒，其人本有支饮在胸中故也，治属饮家。

问曰：夫饮有四，何谓也？师曰：有淡饮一云留饮，有悬饮，有溢饮，有支饮。

问曰：四饮何以为异？师曰：其人素盛今瘦，水走肠间，沥沥有声，谓之淡饮。饮后水流在胁下，欬唾引痛，谓之悬饮。饮水流行，归于四肢，当汗出而不汗出，身体疼重，谓之溢饮。咳逆倚息，短气不得卧，其形如肿，谓之支饮。

留饮者，胁下痛引缺盆，欬嗽转盛一云辄已。

胸中有留饮，其人短气而渴，四肢历节痛，其脉沉者，有留饮。

夫心下有留饮，其人背寒冷大如手。

病者脉伏，其人欲自利，利者反快，虽利，心下续坚满，此为留饮欲去故也。甘遂半夏汤主之。

病淡饮者，当以温药和之。

心下有淡饮，胸胁支满，目眩，甘草草一作遂汤主之。

病溢饮者，当发其汗，小青龙汤主之。

支饮，亦喘而不能卧，加短气，其脉平也。

膈间支饮，其人喘满，心下痞坚，面色黧黑，其脉沉紧，得之数十日，医吐下之，不愈，木防己汤主之。

心下有支饮，其人苦冒眩，泽泻汤主之。

呕家本渴,渴者为欲解,今反不渴,心下有支饮故也。小半夏汤主之。

夫有支饮家,欬烦,胸中痛者,不卒死。至一百日或一岁,可与十枣汤。膈上之病,满喘欬吐,发则寒热,背痛,腰疼,目泣自出目泣自出,一作目眩,其人振振身瞤剧,必有伏饮。

夫病人饮水多,必暴喘满。凡食少饮多,心下水停,甚者则悸,微者短气。

脉双弦者,寒也。皆大下后喜虚。脉偏弦者,饮也。肺饮不弦,但喜喘短气。

病人一臂不随,时复转移在一臂,其脉沉细,非风也,必有饮在上焦。其脉虚者为微劳,荣卫气不周故也,久久自差一云:冬自差。

腹满,口苦干燥,此肠间有水气也,防己椒目葶苈大黄丸主之。

假令瘦人脐下悸,吐涎沫而癫眩者,水也,五苓散主之。

先渴却呕,为水停心下,此属饮家,半夏加茯苓汤主之。

水在心,心下坚筑短气,恶水不欲饮。水在肺,吐涎沫欲饮水。水在脾,少气身重。水在肝,胁下支满,嚏而痛。水在肾,心下悸。

平痈肿肠痈金疮侵淫脉证第十六

脉数，身无热，内有痈也。一云：腹无积聚，身体。一本作：无热脉数。此为肠有脓。薏苡附子败酱汤主之。

诸浮数脉，应当发热，而反洒淅恶寒，若有痛处，当发其痈。

脉微而迟，必发热，弱而数，为振寒，当发痈肿。

脉浮而数，身体无热，其形嘿嘿，胸中微躁一作胃中微燥，不知痛之所在，此人当发痈肿。

脉滑而数，数则为热，滑则为实，滑则主荣，数则主卫，荣卫相逢，则结为痈。热之所过，则为脓也。

师曰：诸痈肿，欲知有脓与无脓，以手掩肿上，热者为有脓，不热者为无脓。

问曰：官羽林妇病，医脉之，何以知妇人肠中有脓，为下之则愈？师曰：寸口脉滑而数，滑则为实，数则为热，滑则为荣，数则为卫。卫数下降，荣滑上升，荣卫相干，血为浊败，少腹痞坚，小便或涩，或时汗出，或复恶寒，脓为已成。设脉迟紧，聚为瘀血，血下则愈。

肠痈之为病，其身体甲错，腹皮一作支急，按之濡如肿状。肠痈者，少腹肿，按之则痛，小便数如淋，时时发热，自汗出，复恶寒，其脉迟紧者，脓未成，可下之，当有血。脉洪数者，脓已成，不可下也。大黄牡丹汤主之。

脉

问曰：寸口脉微而涩，法当亡血。若汗出，设不汗者云何？

经

答曰：若身有疮，被刀器所伤，亡血故也。

侵淫疮，从口起流向四肢者，可治；从四肢流来入口者，不可治。

新刊王氏
脉经卷第九

朝散大夫守光禄卿直秘阁判登闻检院
上护军臣林亿等类次

平妊娠分别男女将产
诸证第一

脉平而虚者,乳子法也。经云:阴搏阳别,谓之有子。此是血气和调,阳施阴化也。诊其手少阴脉动甚者,妊子也。少阴,心脉也,心主血脉。又肾名胞门子户,尺中肾脉也。尺中之脉,按之不绝,法妊娠也。三部脉沉浮正等,按之无绝者,有娠也。妊娠初时,寸微小,呼吸五至。三月而尺数也。脉滑疾,重以手按之散者,胎已三月也。脉重手按之不散,但疾不滑者,五月也。

妇人妊娠四月,欲知男女法:左疾为男,右疾为女,俱疾为生二子。

又法:得太阴脉为男,得太阳脉为女。太阴脉沉,太阳脉浮。

又法：左手沉实为男，右手浮大为女。左右手俱沉实，猥生二男；左右手俱浮大，猥生二女。

又法：尺脉左偏大为男，右偏大为女，左右俱大产二子。大者如实状。

又法：左右尺俱浮，为产二男，不尔则女作男生。左右尺俱沉，为产二女，不尔则男作女生也。

又法：遣妊娠人面南行，还复呼之，左回首者是男，右回首者是女也。

又法：看上圊时，夫从后急呼之，左回首是男，右回首是女也。

又法：妇人妊娠，其夫左乳房有核是男，右乳房有核是女也。

妇人怀娠离经，其脉浮，设腹痛引腰脊，为今欲生也。但离经者，不病也。

又法：妇人欲生，其脉离经，夜半觉，日中则生也。

平妊娠胎动血分水分吐下腹痛证第二

妇人怀胎，一月之时，足厥阴脉养。二月，足少阳脉养。三月，手心主脉养。四月，手少阳脉养。五月，足太阴脉养。六月，足阳明脉养。七月，手太阴脉养。八月，手阳明脉养。九月，足少阴脉养。十月，足太阳脉养。诸阴阳各养三十日活儿。手太阳、少阴不养者，下主月水，上为乳汁，活儿养母。怀娠者不可灸刺其经，必堕胎。

妇人怀娠三月而渴，其脉反迟者，欲为水分。复腹痛者，必堕胎。

脉浮汗出者，必闭。其脉数者，必发痈脓。五月、六月脉数者，必向坏。脉紧者，必胞漏。脉迟者，必腹满而喘。脉浮者，必水坏为肿。

问曰：有一妇人，年二十所，其脉浮数，发热呕欬，时下利，不欲食，脉复浮，经水绝，何也？师曰：法当有娠。何以故？此虚家法当微弱，而反浮数，此为戴阳。阴阳和合，法当妊娠。到立秋，热当自去。何以知然？数则为热，热者是火，火是木之子，死于未。未为六月位，土王，火休废，阴气生，秋节气至，火气当罢，热自除去，其病即愈。

师曰：乳后三月有所见，后三月来，脉无所见，此便是躯。有儿者护之，恐病利也。何以故？怀妊阳气内养，乳中虚冷，故令儿利。

妇人怀娠，六月、七月，脉弦发热，其胎逾腹，腹痛恶寒，寒者小腹如扇之状。所以然者，子脏开故也。当以附子汤温其脏。

妇人妊娠七月，脉实大牢强者，生；沉细者，死。

妇人妊娠八月，脉实大牢强弦紧者，生；沉细者，死。

妇人怀躯六月、七月，暴下斗余水，其胎必倚而堕。此非时，孤浆预下故也。

师曰：寸口脉洪而涩，洪则为气，涩则为血。气动丹田，其形即温。涩在于下，胎冷若冰。阳气胎活，阴气必终。欲别阴阳，其下必僵。假令阳终，蓄然若杯。

问曰：妇人妊娠病，师脉之，何以知此妇人双胎，其一独死，其一独生？而为下其死者，其病即愈，然后竟免躯，其脉何类？何以别之？

师曰：寸口脉，卫气平调，荣气缓舒。阳施阴化，精盛有余，阴阳俱盛，故成双躯。今少阴微紧，血即浊凝，经养不周，胎则偏夭。少腹冷满，膝膑疼痛，腰重起难，此为血理。若不早去，害母失胎。

师曰：妇人有胎腹痛，其人不安，若胎病不长，欲知生死，令人摸之，如覆杯者则男，如肘头参差起者女也。冷在何面？冷者为死，温者为生。

师曰：妇人有漏下者，有中生后，因续下血，都不绝者，有妊娠下血者。假令妊娠腹中痛，为胞漏—云阻，胶艾汤主之。

妇人妊娠，经断三月，而得漏下，下血四十日不止，胎欲动，在于脐上，此为癥痼害。妊娠六月动者，前三月经水利时，胎也。下血者，后断三月，衃也。所以下血不止

脉

经

者,其癥不去故也。当下其癥,宜桂枝茯苓丸。

问曰:妇人病,经水断一二月,而反经来,今脉反微涩,何也? 师曰:此前月中,若当下利,故令妨经。利止,月经当自下,此非躯也。

妇人经自断而有躯,其脉反弦,恐其后必大下,不成躯也。

妇人怀躯七月而不可知,时时衄血而转筋者,此为躯也。衄时嚏而动者,非躯也。

脉来近去远,故曰反,以为有躯,而反断,此为有阳无阴故也。

妇人经月下,但为微少。师脉之,反言有躯,其后审然,其脉何类? 何以别之? 师曰:寸口脉阴阳俱平,荣卫调和,按之滑,浮之则轻,阳明、少阴,各如经法,身反洒淅,不欲食饮,头痛心乱,呕哕欲吐,呼则微数,吸则不惊,阳多气溢,阴滑气盛,滑则多实,六经养成。所以月见,阴见阳精,汁凝胞散,散者损堕。设复阳盛,双妊二胎。今阳不足,故令激经也。

妇人妊娠,小便难,饮如故,当归贝母苦参丸主之。

妇人妊娠有水气,身重,小便不利,洒洒恶寒,起即头眩,葵子茯苓散主之。

妇人妊娠,宜服当归散,即易产无疾苦。

师曰:有一妇人来诊一作脉,自道经断不来。师言:一

脉

经

月为衃,二月为血,三月为居经。是定作躯也,或为血积。譬如鸡乳子,热者为禄,寒者多浊。且当须后月复来,经当入月几日来。假令以七日所来,因言且须后月十日所来相问。设其主复来者,因脉之,脉反沉而涩,因问曾经半生,若漏下亡血者,定为有躯。其人言实有是,宜当护之。今经微弱,恐复不安。设言当奈何？当为合药治之。

师曰:有一妇人来诊,自道经断即去。师曰:一月血为闭,二月若有若无,三月为血积,譬如鸡伏子,中寒即浊,中热即禄。欲令胎寿,当治其母。侠寒怀子,命则不寿也。譬如鸡伏子,试取鸡一毛拔去,覆子不遍,中寒者浊。今夫人有躯,少腹寒,手掌反逆,奈何得有躯？妇人因言,当奈何？师曰:当与温经汤。设与夫家俱来者,有躯。与父母家俱来者,当言寒多,久不作躯。

师曰:有一妇人来诊,因言阴阳俱和调,阳气长,阴气短,但出不入,去近来远,故曰反。以为有躯,偏反血断,断来几日。假令审实者,因言急当治,恐经复下。设令宫中人,若寡妇无夫,曾夜梦寐交通,邪气或怀久作癥瘕,急当治下,服二汤。设复不愈,因言发汤当中。下胎而反不下,此何等意邪？可使且将视赤乌一作赤马。

师曰:若宫里张氏不差,复来相问。臣亿等详此文理脱误不属,无本可校,以示阙疑。余皆仿此。

师曰:脉妇人得平脉,阴脉小弱,其人渴,不能食,无寒热，名为躯，桂枝主之。法六十日当有娠，设有医治逆者，却一月加吐下者，则绝之。方在《伤寒》中。

妇人脉平而虚者，乳子法也。平而微者实，奄续法也。而反微涩，其人不亡血、下利，而反甚，其脉虚，但坐乳大儿及乳小儿，此自其常，不能令甚虚竭，病与亡血虚等，必眩冒而短气也。

师曰：有一妇人好装衣来诊，而得脉涩，因问曾乳子下利，乃当得此脉耳，曾半生漏下者，可。设不者，经断三月、六月。设乳子漏下，可为奄续，断小儿勿乳，须利止复来相问，脉之。

师曰：寸口脉微迟，尺微于寸，寸迟为寒，在上焦，但当吐耳。今尺反虚，复为强下之，如此发胸满而痛者，必吐血；少腹痛、腰脊痛者，必下血。师曰：寸口脉微而弱，气血俱虚。若下血、呕吐、汗出者，可；不者，趺阳脉微而弱。春以胃气为本，吐利者，可；不者，此为水气，其腹必满，小便则难。

妇人常呕吐而胃反，若常喘—作多唾，其经又断。设来者，必少。

师曰：有一妇人，年六十所，经水常自下。设久得病利，少腹坚满者，为难治。

师曰：有一妇人来诊，言经水少，不如前者，何也？师曰：曾更下利，若汗出、小便利者，可。何以故？师曰：亡其津液，故令经水少。设经下反多于前者，当所苦困。当言恐大便难，身无复汗也。

脉

经

师曰：寸口脉沉而迟，沉则为水，迟则为寒，寒水相搏，趺阳脉伏，水谷不化，脾气衰则鹜溏，胃气衰则身体肿。少阳脉畀，少阴脉细，男子则小便不利，妇人则经水不通。经为血，血不利则为水，名曰血分—作水分。

师曰：寸口脉沉而数，数则为出，沉则为入，出则为阳实，入则为阴结。趺阳脉微而弦，微则无胃气，弦则不得息。少阴脉沉而滑，沉则为在里，滑则为实，沉滑相搏，血结胞门，其藏不泻，经络不通，名曰血分。

问曰：病有血分。何谓也？师曰：经水前断，后病水，名曰血分。此病为难治。

问曰：病有水分，何谓也？师曰：先病水，后经水断，名曰水分。此病易治。何以故？去水，其经自当下。

脉濡而弱，弱反在关，濡反在巅。迟在上，紧在下。迟则为寒，名曰浑。阳浊则湿，名曰雾。紧则阴气栗。脉反濡弱，濡则中湿，弱则中寒，寒湿相搏，名曰痹。腰脊骨节苦烦，肌为不仁，此当为痹，而反怀躯，迟归经。体重，以下脚为跗肿，按之没指，腰冷不仁，此为水怀。喘则倚息，小便不通，紧脉为呕，血气无余，此为水分，荣卫乖亡，此为非躯。

平产后诸病郁冒中风发热
烦呕下利证第三

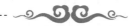

问曰：新产妇人有三病：一者病痉亦作痓，二者病郁冒，三者大便难，何谓也？师曰：新产亡血虚，多汗出，喜中风，故令病痉。何故郁冒？师曰：亡血复汗，寒多，故令郁冒。何故大便难？师曰：亡津液，胃燥，故大便难。产妇郁冒，其脉微弱，呕不能食，大便反坚，但头汗出。所以然者，血虚而厥，厥而必冒，冒家欲解，必大汗出，以血虚下厥，孤阳上出，故但头汗出。所以生妇喜汗出者，亡阴血虚，阳气独盛，故当汗出，阴阳乃复。所以便坚者，呕不能食也，小柴胡汤主之。病解能食。七八日而更发热者，此为胃热气实，承气汤主之。方在《伤寒》中。

妇人产得风，续之数十日不解，头微痛，恶寒，时时有热，心下坚，干呕，汗出，虽久，阳旦证续在，可与阳旦。方在《伤寒》中，桂枝是也。

妇人产后，中风发热，面正赤，喘而头痛，竹叶汤主之。

妇人产后，腹中疞痛，可与当归羊肉汤。

师曰：产妇腹痛，烦满不得卧，法当枳实芍药散主之。假令不愈者，此为腹中有干血著脐下，与下瘀血汤。

妇人产后七八日，无太阳证，少腹坚痛，此恶露不尽，不大便四五日，趺阳脉微实，再倍其人发热，日晡所烦躁者，不能食，谵语，利之则愈，宜承气汤。以热在里，结在膀胱也。方在《伤寒》中。

妇人产中虚，烦乱呕逆，安中益气，竹皮大丸主之。

妇人热利，重下，新产虚极，白头翁加甘草汤主之《千金方》又加阿胶。

平带下绝产无子亡血居经证第四

师曰：妇人带下、六极之病，脉浮则为肠鸣腹满，紧则为腹中痛，数则为阴中痒，洪则生疮，弦则阴疼掣痛。

师曰：带下有三门：一曰胞门，二曰龙门，三曰玉门。已产属胞门，未产属龙门，未嫁女属玉门。

问曰：未出门女有三病，何谓也？师曰：一病者，经水初下，阴中热，或有当风，或有扇者。二病者，或有以寒水洗之。三病者，或见丹下，惊怖得病。属带下。

师曰：妇人带下，九实中事。假令得鼠乳之病，剧易。当剧有期，当庚辛为期。余皆仿此。

问曰：有一妇人，年五十所，病但苦背痛，时时腹中痛，少食多厌，喜膜胀。其脉阳微，关尺小紧，形脉不相应，愿知所说？师曰：当问病者饮食何如。假令病者言：我不欲饮食，闻谷气臭者，病为在上焦；假令病者言：我少多为欲食，不食亦可，病为在中焦；假令病者言：我自饮食如故，病为在下焦，为病属带下。当以带下治之。

妇人带下，经水不利，少腹满痛，经一月再见，土瓜根散主之。

妇人带下，脉浮，恶寒、漏下者，不治。

师曰：有一妇人将一女子年十五所来诊。言女年十四时经水自下，今经反断，其母言恐怖。师曰：言此女为是夫人亲女，非耶？若亲者，当相为说之。妇人因答言：自是女尔。师曰：所以问者无他，夫人年十四时，亦以经水下，所以断，此为避年。勿怪，后当自下。

妇人少腹冷，恶寒久，年少者得之，此为无子；年大者得之，绝产。

师曰：脉微弱而涩，年少得此为无子，中年得此为绝产。

师曰：少阴脉浮而紧，紧则疝瘕，腹中痛，半产而堕伤。浮则亡血，绝产，恶寒。

师曰：肥人脉细，胞有寒，故令少子。其色黄者，胸上有寒。

妇人少腹碾^{音衮磊力罪切}转痛，而复自解，发作无常，经反断，膀胱中结坚急痛，下引阴中气冲者，久必两胁拘急。

问曰：妇人年五十所，病下利，数十日不止，暮则发热，少腹里急痛，腹满，手掌热，唇口干燥，何也？师曰：此病属带下。何以故？曾经半产，瘀血在少腹中不去。何以知之？其证唇口干燥，故知之。当与温经汤。

问曰：妇人病下利，而经水反断者，何也？师曰：但当止利，经自当下，勿怪。所以利不止而血断者，但下利亡津液，故经断。利止，津液复，经当自下。

妇人血下，咽干而不渴，其经必断。此荣不足，本自有微寒，故不引饮。渴而引饮者，津液得通，荣卫自和，其经必复下。

师曰：寸口脉微而涩，微则卫气不足，涩则血气无余。卫不足，其息短，其形燥；血不足，其形逆，荣卫俱虚，言语谬误。趺阳脉浮而涩，涩则胃气虚，虚则短气，咽燥而口苦，胃气涩则失液。少阴脉微而迟，微则无精，迟则阴中寒，涩则血不来。此为居经，三月一来。

师曰：脉微，血气俱虚，年少者亡血也。乳子下利，为可；不者，此为居经，三月一来。

问曰：妇人妊娠三月。师脉之，言此妇人非躯，今月经当下。其脉何类？何以别之？师曰：寸口脉，卫浮而大，荣反而弱，浮大则气强，反弱则少血，孤阳独呼，阴不能吸，二气不停，卫降荣竭，阴为积寒，阳为聚热，阳盛不润,经络不足,阴虚阳往—作实,故令少血。时发洒淅,咽燥汗出,或溲稠数,多唾涎沫,此令重虚,津液漏泄,故知非躯,蓄烦满溢,月禀一经,三月一来,阴盛则泻,名曰居经。

问曰:妇人年五十所,一朝而清血,二三日不止。何以治之? 师曰:此妇人前绝生,经水不下,今反清血,此为居经。不须治,当自止。经水下常五日止者,五日愈。

妇人月经一月再来者,经来,其脉欲自如常。而反微,不利,不汗出者,其经二月必来。

平郁冒五崩漏下经闭不利腹中诸病证第五

问曰:妇人病经水适下,而发其汗,则郁冒不知人,何也? 师曰:经水下,故为里虚,而发其汗,为表复虚,此为表里俱虚,故令郁冒也。

问曰:妇人病如癫疾郁冒,一日二十余发。师脉之,反言带下,皆如师言。其脉何类? 何以别之? 师曰:寸口脉濡而紧,濡则阳气微,紧则荣中寒,阳微卫气虚,血竭凝寒,阴阳不和,邪气舍于荣卫。疾疾—作候起年少时,经水来以合房室,移时过度,精感命门开,经下血虚,百脉皆张,中极感阳动,微风激成寒,因虚舍荣卫,冷积于丹田。发动上冲,奔在胸膈,津液掩口入,涎唾涌溢出,眩冒状如厥,气冲髀里热。粗医名为癫,灸之因大剧。

问曰:妇人病苦气上冲胸,眩冒,吐涎沫,髀里气冲热。师脉之,不名带下。其脉何类? 何以别之? 师曰:寸口脉沉而微,沉则卫气伏,微则荣气绝,阳伏则为疹,阴绝则亡血。病当小便不利,津液闭塞。今反小便通,微汗出,沉变为寒,欬逆呕沫,其肺成痿。津液竭少,亡血损经络,因寒为血厥,手足苦痹,气从丹田起,上至胸胁,沉寒怫郁于上,胸中窒塞,气历阳部,面翕如醉,形体似肥,此乃浮虚。医反下之,长针,复重虚荣卫,久发眩冒,故知为血厥也。

问曰:五崩何等类? 师曰:白崩者形如涕,赤崩者形如绛津,黄崩者形如烂瓜,青崩者形如蓝色,黑崩者形如衃血也。

师曰:有一妇人来,脉反得微涩,法当吐,若下利,而言不,因言夫人年几何? 夫人年七七四十九,经水当断,反至今不止,以故致此虚也。

寸口脉弦而大,弦则为减,大则为芤,减则为寒,芤则为虚,寒虚相搏,脉则为革,妇人则半产、漏下,旋覆花汤主之。

妇人陷经漏下,黑不解,胶姜汤主之。

妇人经水不利,抵当汤主之。在《伤寒》中。

妇人经水闭不利，脏坚僻不止，中有干血。下白物，矾石丸主之。

妇人腹中诸疾痛，当归芍药散主之。一云：治怀妊腹中疼痛。

妇人腹中痛，小建中汤主之。方在《伤寒》中。一云：腹中痛，小便利，理中汤主之。

平咽中如有炙脔喜悲热入血室腹满证第六

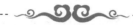

妇人咽中如有炙腐状，半夏厚朴汤主之。

妇人脏燥，喜悲伤，欲哭，象如神灵所作，数欠，甘草小麦汤主之。

妇人中风，发热恶寒，经水适来，得之七八日，热除，脉迟，身凉，胸胁下满如结胸状，其人谵语，此为热入血室。当刺期门，随其虚实而取之。

妇人中风七八日，续有寒热，发作有时，经水适断者，此为热入血室。其血必结，故使如疟状，发作有时，小柴胡汤主之。方在《伤寒》中。

妇人伤寒发热，经水适来，昼日了了，暮则谵语，如见鬼状，此为热入血室。无犯胃气，若上二焦，必当自愈二字疑。

阳明病，下血而谵语，此为热入血室。但头汗出者，当刺期门，随其实而泻之，濈然汗出者则愈。

妇人少腹满如敦敦状《要略》云满而热，小便微难而不渴，生后生后疑者，此为水与血并，结在血室，大黄甘遂汤主之。

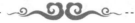

平阴中寒转胞阴吹阴生疮脱下证第七

妇人阴寒，温中坐药，蛇床子散主之。

妇人著坐药，强下其经，目眶为痛，足跟难以践地，心中状如悬。

问曰：有一妇人病，饮食如故，烦热不得卧，而反倚息者，何也？师曰：得病转胞，不得溺也。何以故？师曰：此人故肌盛，头举身满，今反羸瘦，头举中空感一作减，胞系了戾，故致此病，但利小便则愈，宜服肾气丸，以中有茯苓故也。方在《虚劳》中。

师曰：脉得浮紧，法当身躯疼痛。设不痛者，当射云何，因当射言。若肠中痛、腹中鸣、欬者，因失便，妇人得此脉者，法当阴吹。

师曰：寸口脉浮而弱，浮则为虚，弱则无血，浮则短气，弱则有热，而自汗出。趺阳脉浮而涩，浮则气满，涩则有寒，喜噫吞酸。其气而下，少腹则寒。少阴脉弱而微，微则少血,弱则生风,微弱相搏,阴中恶寒,胃气下泄,吹而正喧。

师曰:胃气下泄,吹而正喧,此谷气之实也,膏发导之。

少阴脉滑而数者,阴中则生疮。

少阴脉数则气淋,阴中生疮。

妇人阴中蚀疮烂,狼牙汤洗之。

妇人脏肿如瓜,阴中疼引腰痛者,杏仁汤主之。

少阴脉弦者,白肠必挺核。

少阴脉浮而动,浮则为虚,动则为痛,妇人则脱下。

平妇人病生死证第八

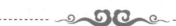

诊妇人漏血下赤白,日下血数升,脉急疾者,死;迟者,生。

诊妇人漏下赤白不止,脉小虚滑者,生;大紧实数者,死。

诊妇人新生乳子,脉沉小滑者,生;实大坚弦急者,死。

诊妇人疝瘕、积聚,脉弦急者,生;虚弱小者,死。

诊妇人新生乳子,因得热病,其脉悬小,四肢温者,生；寒清者，死。

诊妇人生产，因中风、伤寒、热病，喘鸣而肩息，脉实大浮缓者，生；小急者，死。

诊妇人生产之后，寸口脉焱疾不调者，死；沉微附骨不绝者，生。

金疮在阴处，出血不绝，阴脉不能至阳者，死；接阳而复出者，生。

平小儿杂病证第九

小儿脉，呼吸八至者平，九至者伤，十至者困。

诊小儿脉，法多雀斗，要以三部脉为主。若紧为风痫，沉者乳不消，弦急者客忤气。

小儿是其日数应变蒸之时，身热而脉乱，汗不出，不欲食，食辄吐呃者，脉乱无苦也。

小儿脉沉而数者，骨间有热，欲以腹按冷清也。

小儿大便赤，青瓣，飧泄，脉小，手足寒，难已；脉小，手足温，易已。

小儿病困，汗出如珠，著身不流者，死。

小儿病，其头毛，皆上逆者，必死。耳间青脉起者，瘛痛。

小儿病而囟陷入，其口唇干，目皮反，口中气出冷，足与头相抵，卧不举身，手足四肢垂，其卧正直如得缚，其掌中冷，皆死。至十日不可复治也。

新刊王氏
脉经卷第十

朝散大夫守光禄卿直秘阁判登闻检院
上护军臣林亿等类次

手检图三十一部

经言:肺者,人之五脏华盖也,上以应天,解理万物,主行精气,法五行、四时,知五味。

寸口之中,阴阳交会,中有五部。前后左右,各有所主,上下中央,分为九道。浮沉结散,知邪所在,其道奈何?

岐伯曰:脉大而弱者,气实血虚也;脉大而长者,病在下候;浮直上下交通者,阳脉也。坚在肾,急在肝,实在肺。前如外者,足太阳也;中央如外者,足阳明也;后如外者,足少阳也。中央直前者,手少阴也;中央直中者,手心主也;中央直后者,手太阴也。前如内者,足厥阴也;中央如内者,足太阴也;后如内者,足少阴也。前部左右弹者,阳跷也;中部左右弹者,带脉也;后部左右弹者,阴跷也。从少阳之厥阴者,阴维也;从少阴之太阳者,阳维也。来

214

大时小者,阴络也;来小时大者,阳络也。

前如外者,足太阳也。动,苦头项腰痛,浮为风,涩为寒热,紧为宿食。

前如外者,足太阳也。动,苦目眩,头颈项腰背强痛也。男子阴下湿,女子月水不利,少腹痛,引命门、阴中痛。子脏闭,浮为风,涩为寒血,滑为劳热,紧为宿食,针入九分,却至六分。

中央如外者,足阳明也。动,苦头痛,面赤,微滑,苦大便不利,肠鸣,不能食,足胫痹。

中央如外者,足阳明也。动,苦头痛,面赤热,浮微滑,苦大便不利,喜气满。滑者为饮,涩为嗜卧,肠鸣不能食,足胻痹。针入九分,却至六分。

后如外者,足少阳也。动,苦腰背胻股肢节痛。

后如外者,足少阳也。浮为气涩,涩为风血,急为转筋,弦为劳。针入九分,却至六分。

上足三阳脉。

前如内者,足厥阴也。动,苦少腹痛,月经不利,子脏闭。

前如内者,足厥阴也。动,苦少腹痛与腰相连,大便不利,小便难,茎中痛,女子月水不利,阴中寒,子门壅绝内,少腹急;男子疝气,两丸上入,淋也。针入六分,却至

脉

经

三分。

中央如内者，足太阴也。动，苦胃中痛，食不下，欬唾有血，足胫寒，少气，身重，从腰上状如居水中。

中央如内者，足太阴也。动，苦腹满，上管有寒，食不下，病以饮食得之。沉涩者，苦身重，四肢不动，食不化，烦满，不能卧，足胫痛，苦寒，时欬血，泄利黄。针入六分，却至三分。

后如内者，足少阴也。动，苦少腹痛，与心相引背痛，淋。从高堕下，伤于内，小便血。

后如内者，足少阴也。动，苦小腹痛，与心相引背痛，淋。从高堕下，伤于尻内，便血里急，月水来，上抢心，胸胁满拘急，股里急也。针入六分，却至三分。

上足三阴脉。

前部左右弹者，阳跷也。动，苦腰背痛，微涩为风痫。取阳跷。

前部左右弹者，阳跷也。动，苦腰痛，癫痫，恶风，偏枯，僵仆羊鸣，痒痹皮肤，身体强—作淫痹。直取阳跷，在外踝上三寸，直绝骨是也。

中部左右弹者，带脉也。动，苦少腹痛引命门，女子月水不来，绝继复下止，阴辟寒，令人无子，男子苦少腹拘急，或失精也。

后部左右弹者,阴跷也。动,苦癫痫,寒热,皮肤强一作淫痹。

后部左右弹者,阴跷也。动,苦少腹痛,里急,腰及髋窌下相连,阴中痛,男子阴疝,女子漏下不止。

上阳跷阴跷带脉。

中央直前者,手少阴也。动,苦心痛。微坚,腹胁急。实坚者,为感忤;纯虚者,为下利,肠鸣。滑者,为有娠,女子阴中痒痛,痛出玉门上一分前。

中央直中者,手心主也。动,苦心痛,面赤,食苦,咽多,喜怒。微浮者,苦悲伤,恍惚不乐也。涩为心下寒。沉为恐怖,如人捕之状也。时寒热,有血气。

中央直后者,手太阴也。动,苦欬逆,气不得息。浮为内风。紧涩者,胸中有积热,时欬血也,有沉热。

上手三阴脉。

从少阴斜至太阳,是阳维也。动,苦肌肉痹痒。

从少阴斜至太阳,是阳维也。动,苦颠,僵仆羊鸣,手足相引。甚者失音,不能言,癫疾。直取客主人,两阳维脉,在外踝绝骨下二寸。

从少阳斜至厥阴,是阴维也。动,苦癫痫,僵仆羊鸣。

从少阳斜至厥阴,是阴维也。动,苦僵仆,失音,肌肉淫痒,痹,汗出恶风。

脉来暂大暂小,是阴络也——作结。动,苦肉痹,应时自发,身洗洗也。

脉来暂小暂大者,是阳络也——作结。动,苦皮肤痛,下部不仁,汗出而寒也。

上阳维阴维阳络阴络脉。

前部横于寸口丸丸者,任脉也。动,苦少腹痛,逆气抢心,胸拘急,不得俯仰。

三部俱牢,直上直下者,冲脉也。动,苦胸中有寒疝。

三部俱浮,直上直下者,督脉也。动,苦腰脊强痛,不得俯仰。大人癫,小儿痫。

上任、冲、督三脉。

肺脉之来也,如循榆叶,曰平。如风吹毛,曰病。状如连珠者,死。期丙丁日,禺中、日中。

心脉之来也,如反笋莞大,曰平。如连珠,曰病。前曲后居如带钩者,死。期壬癸日,人定、夜半。

肝脉之来也,搏而弱,曰平。如张新弓弦,曰病。如鸡践地者,死。期庚辛日,晡时、日入。

脾脉之来也,阿阿如缓,曰平。来如鸡举足,曰病。如鸟之啄,如水之漏者,死。期甲乙日,平旦、日出。

肾脉之来也,微细以长,曰平。来如弹石,曰病。去如解索者,死,期戊己日,食时、日昳、黄昏、鸡鸣。

上平五脏脉。

寸口中脉躁竟尺，关中无脉应，阳干阴也。动，苦腰背腹痛，阴中若伤，足寒。刺足太阳，少阴直绝骨，入九分，灸太阴五壮。

尺中脉坚实竟关，寸口无脉应，阴干阳也。动，苦两胫腰重，少腹痛，癫疾。刺足太阴踝上三寸，针入五分。又灸太阳、阳跷，在足外踝上三寸直绝骨是也。

寸口脉紧，直至鱼际下，小按之如持维竿一作鸡毛状，其病肠鸣，足痹痛酸，腹满，不能食，得之寒湿。刺阳维，在外踝上三寸间也，入五分。此脉出鱼一作原际。

寸口脉沉着骨，反仰其手乃得之，此肾脉也。动，苦少腹痛，腰体酸，癫疾。刺肾俞，入七分。又刺阴维，入五分。

初持寸口中脉，如细坚状，久按之，大而深。动，苦心下有寒，胸胁苦痛，阴中痛，不欲近丈夫也，此阴逆。刺期门，入六分。又刺肾俞，入五分，可灸胃管七壮。

初持寸口中脉，如躁状洪大，久按之，细而牢坚。动，苦腰腹相引痛，以下至足胻重也，不能食。刺肾俞，入四分至五分，亦可灸胃管七壮。

尺寸俱沉，但有关上脉，苦寒，心下痛。

尺寸俱沉，关上无有者，苦心下喘。

脉

经

尺寸俱数,有热;俱迟,有寒。

尺寸俱微,厥,血气不足,其人少气。

尺寸俱濡弱,发热,恶寒,汗出。一云内温热,手足逆冷,汗出。

寸口沉,胸中痛引背一云短气。

关上沉,心痛,上吞酸。

尺中沉,引背痛。

寸口伏,胸中有逆气。

关上伏,有水气,泄溏。

尺中伏,水谷不消。

寸口弦,胃中拘急一作心下幅幅。

关上弦,胃中有寒,心下拘急。

尺中弦,少腹、脐下拘急。

寸口紧,头痛,逆气。

关上紧,心下痛。

尺中紧,脐下少腹痛。

寸口涩,无阳,少气。

关上涩,无血,厥冷。

尺中涩,无阴,厥冷。

寸口微,无阳,外寒。

关上微,中实一作胃虚,能食,故里急一作无胃气。

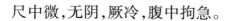
尺中微,无阴,厥冷,腹中拘急。

寸口滑,胸满逆。

关上滑,中实逆。

尺中滑,下利,少气。

寸口数,即吐。

关上数,胃中有热。

尺中数,恶寒,小便赤黄。

寸口实,即生热;虚,即生寒。

关上实,即痛;虚,即胀满。

尺中实,即小便难,少腹牢痛;虚,即闭涩。

寸口芤,吐血;微芤,衄血。

关上芤,胃中虚。

尺中芤,下血;微芤,小便血。

寸口浮,其人中风,发热、头痛。

关上浮,腹痛,心下满。

尺中浮,小便难。

寸口迟,上焦有寒。

关上迟,胃有寒。

尺中迟,下焦有寒,背痛。

寸口濡,阳弱,自汗出。

关上濡,下重。

尺中濡,少血,发热,恶寒。

寸弱,阳气少。

脉　关弱,无胃气。

尺弱,少血。

经　上杂言三部二十四种脉。

06